Schoko-Bananen-Sandwich

½ Banane schälen und in dünne Scheiben schneiden. Die Bananenscheiben mit 8 EL Speisequark und 2 EL Schokotropfen (ersatzweise geraspelte Schokolade) mischen. 2 Vollkornbrötchen halbieren und mit der Schoko-Bananen-Creme bestreichen.

Nussbrötchen

50 g gemischte Nüsse (z. B. Cashewkerne, Sonnenblumenkerne, Pistazienkerne, Erdnüsse) klein hacken und in einer beschichteten Pfanne ohne Öl kurz anrösten. Die Nüsse mit 5 EL Frischkäse mischen. 2 Roggenbrötchen halbieren und mit der Nuss-Creme bestreichen.

Käse-Knusper-Brötchen

1 Apfel und 1 kleine Möhre schälen, grob raspeln, mischen und mit etwas Zitronensaft, Salz und Pfeffer abschmecken. 4 Scheiben jungen Gouda in kleine Würfel schneiden und mit 4 EL Frischkäse zu der Apfel-Möhren-Mischung geben und gut verrühren. 2 Vollkornbrötchen halbieren und mit der Creme bestreichen.

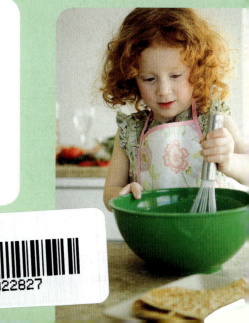

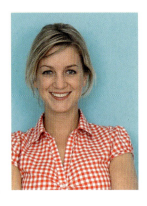

Susanne Klug weiß als Oecotrophologin, dass Kinder nicht immer das gerne essen, was eigentlich so gesund wäre ...
Seit der Eröffnung ihrer „KinderKüche" (www.KinderKueche.de), einer Kinderkochschule in München, Hamburg und Nürnberg, macht sie jedoch täglich die Erfahrung: Mit ein paar einfachen Tricks bekommt man selbst eingeschworene Gemüseverweigerer dazu, den Eltern das kunterbunte Gemüse aus den Händen zu reißen.

Susanne Klug

»Her mit dem Gemüse, Mama!«

▪ 6 einfache Strategien, wie Ihr Kind Obst und Gemüse lieben lernt!

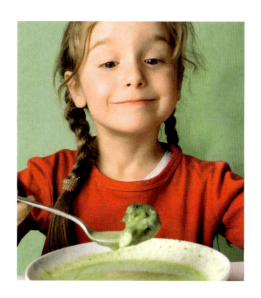

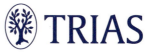

So schmeckt Kindern Obst und Gemüse!

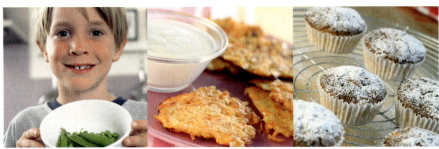

Frühstücksideen (Buchumschlag)
- Apfel-Flocken
- Pinkes Müsli
- Schoko-Bananen-Sandwich
- Nussbrötchen
- Käse-Knusper-Brötchen

Gemüse essen ist kinderleicht … 8
- Warum gerade ich? 9
- So war ich doch auch! 10
- Ab jetzt soll alles anders werden 12

6 Strategien, Gemüsemuffel zu Gemüseessern zu machen 14
- Keine Panik, der Aufwand hält sich in Grenzen 16
- Essen macht Spaß, und Sie sind Vorbild 17

Strategie 1: Untermogeln 18
- Mogelei in der Sauce 19

Prall gefüllt mit Vitaminen und Mineralstoffen 20
- Suppen-Schummel 21
- Mogelei im Lieblingsessen 22
- Ella mogelt mit 24
- Mogelwerkzeug 24
- So kriegen Sie Karotten in den Keks 25

Die Rezepte 27
- Mini-Schnecken 27
- Leckere Tomatensauce 28
- Mogelsuppe – mal grün, mal orange, mal gelb 29
- Knusperpuffer mit Honig-Dip 30
- Kartoffel-Kürbis-Muffins 32
- Nussmuffins 34
- Kokos-Bananen-Milch 36
- Gute-Laune-Brei 36
- Gemüsebrötchen 37

Inhalt

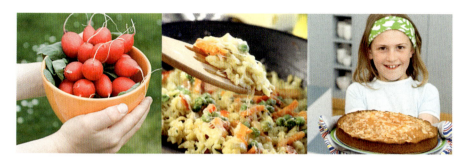

Strategie 2: Gewöhnen	38
▌ Eine wahre Geschichte aus der KinderKüche	39
Das braucht Ihr Kind	42
▌ Aller guten Dinge sind 10	44
▌ Abwechslung muss sein	46
Die Rezepte	48
– Möhrenfrischkäse – mit Nüssen fürs Köpfchen	48
– Süße Ofenmöhren – die machen fast keine Arbeit	48
– Möhrenstampf – der schmeckt auch ohne alles	49
– Möhrenwürfel – je kleiner, desto besser	49
– Nudeln mit Spinat-Mandel-Joghurt	50
– Lieblingsspätzle	52
– Früchtequark	54
– Getrocknete Apfelkringel	55

Strategie 3: Kindgerecht zubereiten	56
▌ Gemüse schnippeln	57
So wird Gemüse zum Hingucker	58
▌ Das gehört auch dazu – Essen am Familientisch	61
▌ Tischlein deck dich	63
Die Rezepte	64
– Gemüsesticks mit Dip	64
– Konfettisalat	66
– Nudelnester	68
– Kartoffel-Bonbons	70
– Streifen im Glas	71

So schmeckt Kindern Obst und Gemüse!

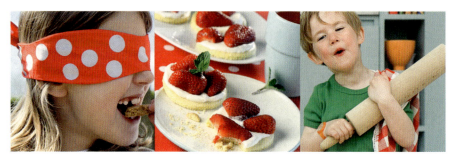

Strategie 4: Gemüse erleben	72	**Strategie 5:**	
▍ Einkaufen wie die Großen	73	**Wir feiern eine Gemüseparty**	90
Saisonkalender	75	▍ Das können die Kleinen schon ganz alleine	91
▍ Das erste Frühlingsgemüse ist da!	76	Spiele rund ums Essen und Kochen	92
▍ Sommerzeit ist Beerenzeit	76	▍ Spiele für ältere Gemüsemuffel	94
▍ Ein Besuch auf dem Bauernhof	77	▍ Meine Gemüseparty	96
▍ Wärmender Früchtepunsch für den Winter	79	▍ Für Oma und Opa	98
Die Rezepte	82	Die Rezepte	100
– Gemüse im Knusperkörbchen	82	– Pizza! Pizza!	100
– Röstis mit Kartoffel-Kürbis-Creme	84	– Kinder-Hamburger	102
– Birnen-Crumble	85	– Pfannkuchenbüfett	104
– Erdbeertörtchen	86	– Obst-Schoko-Spieße	106
– Erdbeersuppe	88	– Regenbogen-Smoothie	107
– Kompott aus Äpfeln	89		

Inhalt

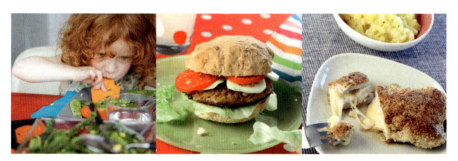

Strategie 6:
Wenn gar nichts hilft 108

- Vitamine und Mineralstoffe aus anderen Nahrungsmitteln 109

Die Rezepte 118
- Öhrchennudeln mit Kichererbsen 118
- Knusper-Fischstäbchen 120
- Mini-Cordon-bleu mit Kartoffel-Risotto 122
- Hähnchenschenkel mit Tsatsiki 124
- Knusper-Müsliriegel 125

Anhang 126
- Rezeptverzeichnis 126
- Stichwortverzeichnis 127

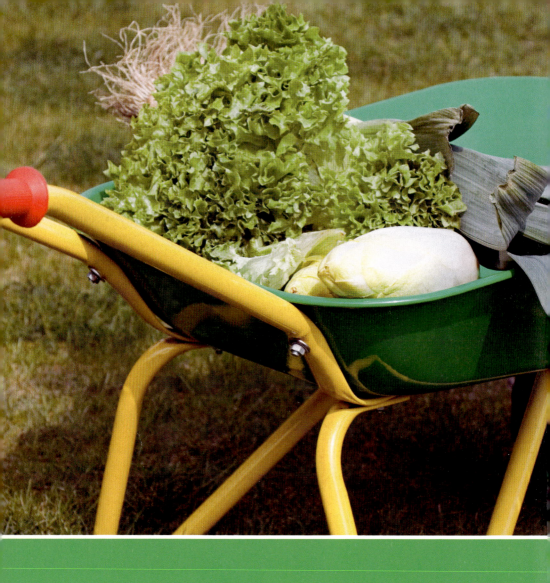

Gemüse essen ist kinderleicht ...

… mit der richtigen Strategie! Liebe Mamas und Papas, habt Ihr auch so einen kleinen Gemüsemuffel zu Hause? Der weder Grün, noch Orange oder Gelb im Essen duldet und jedes Gemüse mit spitzen kleinen Fingerchen vom Teller pickt? Der all Eure größten Bemühungen in der Küche leider nicht mit dem erwünschten „Hmm... wie lecker!" belohnt? Für Euch verzweifelte Eltern gibt es sechs Strategien, die helfen, Eure Gemüsemuffel zu Gemüseessern, wenn nicht sogar Gemüseliebhabern zu machen. Natürlich wird nicht bei jedem Kind jede Strategie funktionieren – aber eine davon sicher!

Warum gerade ich?

Mann, das nervt! Und wie! Da steh ich so lange in der Küche und habe mir schon den ganzen Vormittag den Kopf zermartert, was die kleine Prinzessin oder der kleine Prinz heute wieder aus dem Essen pickt. Dabei habe ich noch gefragt, was ich denn heute kochen soll, habe mit einer Engelsgeduld versucht, mein Kind wenigstens noch ein bisschen in die Mittagessenplanung einzubeziehen und was passiert: Meine wirklich mit viel, viel Liebe gekochte Sauce (ja, zu den Nudeln, ABER mit Gemüse) wird nicht einmal angeschaut. Nicht mal schief von der Seite! Sie landet nur auf dem neuen Ringel-T-Shirt.

Meine versteinerte Miene scheint es doch tatsächlich auch noch irgendwie anzuspornen, einen Klecks auf dem T-Shirt zu hinterlassen. Wie konnte denn das überhaupt passieren? Die Sauce hat ja noch nicht einmal annähernd eine Nudel berührt! Ich weiß wirklich nicht mehr ein noch aus – nur eins weiß ich, ich brauche Hilfe!

Gemüse essen ist kinderleicht ...

Alle Kinder essen gut, nur meins nicht

Bestimmt denken Sie, dass nur Ihr Kind jegliches Gemüse ablehnt. Und damit haben Sie vielleicht gar nicht so unrecht, denn schließlich wissen Sie von Timmis Mutter, dass er Erbsen, Bohnen und Kartoffeln über alles liebt und die kleine Ella aus dem Kindergarten Tomaten toll findet. Oskar von gegenüber isst zur großen Freude seiner Eltern ganz normal das Familienessen mit, und die kulinarischen Schmankerl verschwinden immer ratzeputz von seinem Teller – und sie landen in Oskars Bauch und nicht auf dem Boden.

Oskars Mutter ist nebenbei eine gute Freundin, sie liebt gesundes Essen ebenso wie Sie, kocht ähnliche Speisen, probiert auch mal etwas Neues aus und hat auch in Erziehungsfragen ganz ähnliche Ansichten. Woran liegt es nur, dass es bei allen klappt, nur bei Ihnen nicht? Keine Sorge – Ihre Wahrnehmung ist da bestimmt etwas verschoben, denn Niko, Klara, Luis, Johannes und Elisabeth, sie alle mäkeln, meckern, picken, werfen, bocken – versprochen!

So war ich doch auch!

Erinnern Sie sich doch einmal zurück an Ihre eigene Kindheit. Hatten Sie da nicht auch ganz bestimmte Vorlieben? Und haben Sie nicht auch die Frage nach dem Lieblingsessen mit Nudeln, Pfannkuchen oder Pommes beantwortet? Und hätten Sie diese Speisen nicht auch am liebsten jeden Tag gegessen? Bestimmt ging es Ihnen da nicht anders, wenn doch, umso besser – für Ihre Eltern!

Bestimmte Vorlieben zu haben, ist ganz normal im Kindesalter. Lieber kein grünes Gemüse anzurühren – denn das mag ja der nervige Bruder –, sondern lieber bei Rot zu bleiben ist auch normal. Und mit jedem Jahr sind bestimmt ein paar neue Lebensmittel auf Ihrer Beliebtheitsskala nach oben gerutscht – und heute gehen Sie vielleicht nur noch dem Rosenkohl aus dem Weg. Obwohl, auch Rosenkohl sieht man immer öfter in Kochzeitschriften und tollen Rezepten. So ist das einfach: Man lernt nicht nur mit dem Kopf dazu, sondern auch der Gaumen kann sich in den Jahren entfalten und Ungeliebtes plötzlich als schmackhaft empfinden.

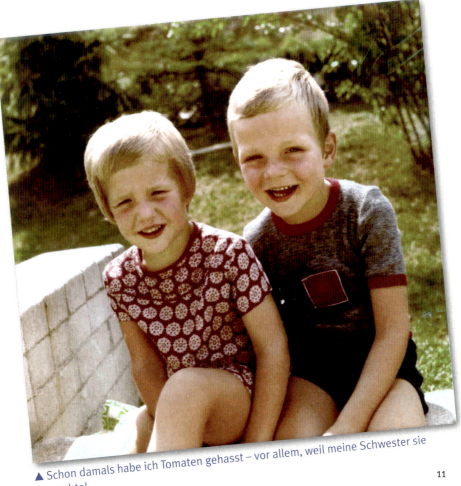

▲ Schon damals habe ich Tomaten gehasst – vor allem, weil meine Schwester sie mochte!

Gemüse essen ist kinderleicht ...

Ab jetzt soll alles anders werden

Es MUSS sich einfach etwas ändern – diesen Vorsatz haben Sie selbst bestimmt schon mal gehabt, Laster wird man ja gerne zum Jahreswechsel oder nach einem runden Geburtstag los. Jetzt geht es um Ihr Kind. Da es Obst und Gemüse ablehnt und Sie bisher schon wirklich viel versucht haben, das zu ändern, müssen jetzt Nägel mit Köpfen gemacht werden. Doch damit der Plan aufgeht, kann es sein, dass auch Sie etwas ändern müssen. Es geht nicht darum, das alte Leben über Bord zu werfen. Auch eine kleine Veränderung kann bewirken, dass Ihr Kind in Zukunft ausreichend Vitamine futtert und es nur noch selten Ärger beim Essen gibt und Sie wieder gerne in der Küche stehen.

Das alles darf und soll auch nicht zu schnell gehen. Sie können in kleinen Schritten und ganz gemächlich damit beginnen. Denn nur so funktioniert es. Ein wenig Geduld brauchen Sie allerdings schon, denn es soll ja kein kurzfristiger Erfolg, sondern ein Erfolg auf Dauer sein. Deshalb entspannen Sie sich, überlegen Sie in Ruhe, welche der sechs Strategien (Seite 14) zu Ihnen und Ihrem Kind passt und Ihnen Spaß macht, und legen Sie Schritt für Schritt los.

MEHR WISSEN

Vitamine müssen sein!

Auf Vitamine können wir nicht verzichten, das ist einfach so. Vitamine sind lebensnotwendige Stoffe, die unser Körper nicht selbst bilden kann. Deshalb werden sie auch als essenziell bezeichnet. Das bedeutet, wir müssen sie regelmäßig mit der Nahrung aufnehmen.

So kann's funktionieren

Ihr Kind soll also lernen Gemüse zu mögen? Kein Problem, sehen Sie sich die sechs Möglichkeiten auf den nächsten Seiten an und überlegen Sie, welche Ihnen auf Anhieb am besten gefällt. Einige können Sie ganz einfach in den Alltag integrieren – was auch das Wichtigste ist, denn viel Aufwand ist für

Ab jetzt soll alles anders werden

niemanden eine glückliche Lösung. Da aber auch Ihr Kind gefordert ist, z.B. in der Küche mitzuhelfen, bedeutet es auch, dass Sie sich ein bisschen mehr Zeit als sonst zum Kochen, Vorbereiten und Essen nehmen sollten.

Auch eine Gemüseparty (Seite 90) muss geplant sein und erfordert etwas Zeitaufwand. Aber versprochen, beides macht Spaß – nicht nur Ihrem Kind, auch Ihnen! Und damit Sie auch jede Strategie einfach und schnell in den Alltag integrieren können, gibt's zu jedem Kapitel fünf bis sechs Lieblingsrezepte, die nicht nur Ihrem Kind, sondern der ganzen Familie schmecken. Nicht zu viele Zutaten, leicht zuzubereiten und hübsch anzuschauen sind die Gerichte auch.

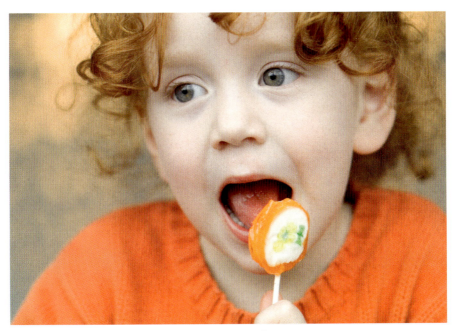

▲ Nach der Gemüseparty gibt es für jeden einen Lolly.

Gemüse essen ist kinderleicht ...

6 Strategien, Gemüsemuffel zu Gemüseessern zu machen

Strategie 1: Untermogeln

Nicht nur in Suppen und Saucen lässt sich klein geschnittenes oder püriertes Obst und Gemüse verstecken, auch in tollen Drinks, in süßen Muffins oder bunten Desserts stecken jede Menge Vitamine. Wie's geht und was am besten schmeckt, steht in diesem Kapitel (Seite 18).

Strategie 2: Gewöhnen

Mütter und Väter, verzweifelt nicht, wenn Euer Kind mit einer Igitt-was-ist-das-denn-Miene das Essen ablehnt und durch die Gegend schleudert. Damit es gar nicht erst zu geballten Kartoffelbreifäustchen kommt, versucht Eure Kinder an Gesundes zu gewöhnen (Seite 38). Und ganz wichtig dabei ist: Geduld, Geduld, Geduld!

Strategie 3: Kindgerecht zubereiten

Um ein gesundes Verhältnis zum Essen und zu gesunder Ernährung zu bekommen, wird die Vielfalt der kunterbunten Lebensmittel genutzt. Sehen Erbsen nicht niedlich aus, wenn sie auf dem Teller kugeln oder gefüllte Knusperkörbchen im Ofen brutzeln? Ihr Kind darf ab sofort jedem Gericht einen phantasievollen Namen geben – das macht Spaß und Appetit auf mehr (Seite 56).

Strategie 4: Gemüse erleben

Es gibt viele kleine Geschichten rund um die zahlreichen Obst- und Gemüsesorten. So ist manches Gemüse nur zu bestimmten Jahreszeiten besonders knackig, frisch und lecker, jedes Gemüse wächst anders und stammt aus den unterschiedlichsten Regionen und Ländern. Wenn Ihr Kind erst einmal Herkunft, Anbau und Sortenvielfalt kennt, wird es auch schneller einen Bezug zu Gemüse und Obst bekommen und es nicht sofort wieder ablehnen (Seite 72).

Strategie 5: Gemüseparty

Mamas überwindet Euch, und feiert mit Euren Kindern und deren Freunden eine Kochparty. Das macht Spaß und ist halb so

6 Strategien Gemüsemuffel zu Gemüseessern zu machen

wild. Und wenn die coole Klara aus dem Kindergarten Brokkoli mag, dann probieren Gemüsemuffel ihn meist auch. Außerdem gibt's die besten Tipps und Tricks, Spiele und Ideen rund um Schmecken, Riechen und Entdecken (Seite 90).

Strategie 6:	Wenn gar nichts hilft: Vitamine und Mineralstoffe

Für alle Eltern die gegen Wände rennen und permanent volle Teller abräumen. Für Euch und Eure Vitaminmuffel gibt's jede Menge Ideen und Vorschläge, die Vitamine aus anderen Nahrungsmittelgruppen ins Essen zu packen. Sieht nicht gesund aus, da nicht giftgrün, schmeckt aber gut und ist heimlich still und leise doch vollgestopft mit lauter Gesundmachern.

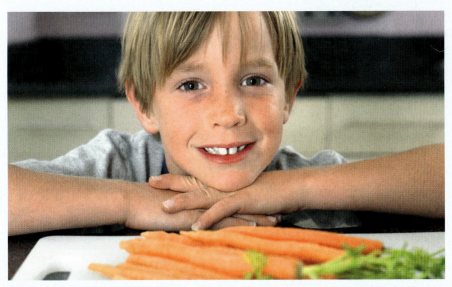

▲ Seitdem ich Linda aus dem Hort kenne, esse ich genauso gerne Karotten wie sie.

Gemüse essen ist kinderleicht ...

Keine Panik, der Aufwand hält sich in Grenzen

Nun denken Sie bestimmt „Na wenn ich das alles ausprobieren soll, bin ich von morgens bis abends beschäftigt, komme zu nichts anderem mehr. Eigentlich möchte ich nicht permanent Extrawürste braten". Keine Panik, Sie werden nicht pausenlos mit Schnippeln, Einkaufen und Anrichten beschäftigt sein. Sie müssen sich auch nicht ständig Geschichten rund ums Essen ausdenken oder heimlich Vitamine ins Essen mogeln. Ganz im Gegenteil: Mit ein paar kleinen Veränderungen, die auch Ihnen Spaß machen, haben Sie bald, auch während der Mahlzeiten, wieder Zeit ganz entspannt zu plaudern und können die Mahlzeiten als kleine Auszeit, und nicht als Kampf um jeden Löffel nutzen.

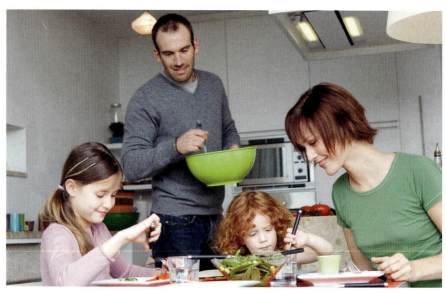

▲ Sogar Papa isst jetzt immer seinen Salat!

Das Thema Essen darf nicht belasten

Außerdem werden Sie sehen, dass das Wissen rund um unsere Ernährung, die Lebensmittel und der Spaß an gesundem Essen das Leben absolut bereichert. Denn nichts ist schlimmer und trauriger, als wenn Kinder Essen oder Mahlzeiten als etwas Belastendes und Anstrengendes empfinden. Dafür ist Essen viel zu wichtig für unser Wohlbefinden und unsere Stimmung. Essen ist immer auch ein gesellschaftliches Erlebnis in der Familie und später auch unter Freunden. Bei der gemeinsam eingenommenen Mahlzeit darf jedes Familienmitglied von seinem Tag berichten, und so stärkt das Essen auch gleichzeitig das Gemeinschaftsgefühl.

Essen macht Spaß, und Sie sind Vorbild

Wenn alles gut geht und eine der sechs Strategien Wirkung zeigt und Ihr kleiner Gemüsemuffel bald gar keiner mehr ist, dann werden Sie sehen, wie viel Spaß es macht, mit Ihrem Kind gemeinsam zu essen. Da werden plötzlich nette Geschichten erzählt, kleine Erlebnisse vom Tag ausgetauscht, und ganz nebenbei wird mit Appetit und Freude ein ausgewogenes und gesundes Essen verspeist. Damit auch Sie und Ihre Familie wieder Spaß am Essen haben, sollten alle weiteren Familienmitglieder mit Ihnen gemeinsam die kleinen Änderungen befolgen und einfach mitmachen.

Wenn also der Papa oder die Mama auch kein großer Gemüsefreund sind, bitten Sie sie, in Zukunft mit bestem Beispiel voranzugehen und Gemüse auch für sich neu zu entdecken. Denn Sie als Eltern sind und bleiben die großen Vorbilder für Ihr Kind. Wie kann es etwas mögen, wenn Mama und Papa es doch auch nicht essen. Bereichern Sie also Ihren Speiseplan mit vielleicht längst gestrichenen Gemüsesorten, und probieren Sie immer wieder etwas Neues aus. Sie werden sehen, das macht allen Spaß und schmeckt. Viel Erfolg und guten Appetit!

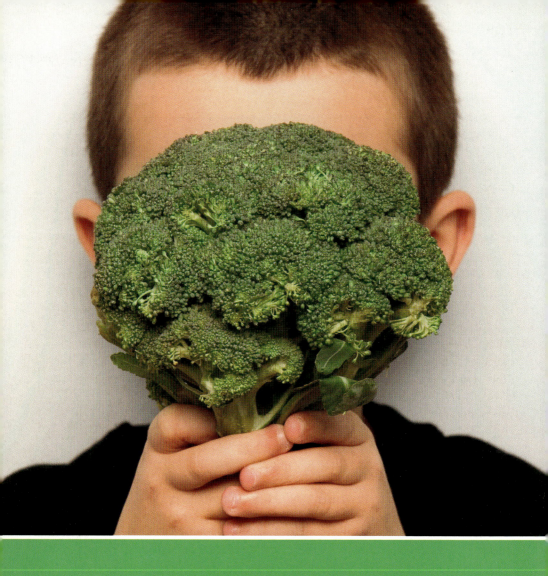

Strategie 1: Untermogeln

Hier wird gemogelt, aber eigentlich nicht schlimm. Ihr Job ist etwas, das groß, auffällig und ungeliebt ist, klitzeklein zu machen – wie Sie das anstellen, muss und soll Ihrem Kind nicht verraten werden. Ob das Gemüse nun in großen Stücken in der Sauce verschwindet oder sich zu einem Brei vermischt, ist doch ganz egal. Also ab an den Pürierstab. Und da ich von Mogeln grundsätzlich nicht viel halte, können Sie Ihr Kind, wenn es denn erstmal die Mogel-Saucen, -Suppen und -Muffins lieb gewonnen hat, ruhig auch mal mitmachen und selbst aufs Pürierstab-Knöpfchen drücken lassen.

Mogelei in der Sauce

Nudeln mit Sauce – das geht doch eigentlich immer ganz gut, oder? Vielleicht isst Ihr Kind auch gerne Fleisch mit Sauce, Reis, Schupfnudeln oder Gnocchi. All das, was mit der ewigen Tomatensauce immer geht, kriegt jetzt ein bisschen mehr Pfiff durch heimlich versteckte Vitamine. Und weil das Untermogeln heimlich still und leise funktioniert, wird sich Ihr Gemüsemuffel auch heimlich still und leise an den versteckten Geschmack im Essen gewöhnen und bald vielleicht auch mal etwas Neues probieren.

Egal wie gut es funktioniert, versuchen Sie Ihr Kind trotzdem an abwechslungsreiche Kost zu gewöhnen. Das kann folgendermaßen aussehen:

- Montag: Nudeln mit Sauce
- Dienstag: eine leckere Suppe mit einer Scheibe Vollkornbrot oder Baguette
- Mittwoch: ein Stück Fleisch mit Kartoffeln oder Spätzle

Prima wäre natürlich auch eine farbliche Abwechslung auf dem Teller, aber immer schön eins nach dem anderen. Das Vitamineverstecken geht ja schließlich gerade erst los. Kochen Sie als Lieblingssauce eine Tomatensauce (Seite 28) und verstecken Sie folgende Gemüsesorten darin: Das Gemüse klein

Strategie 1: Untermogeln

Prall gefüllt mit Vitaminen und Mineralstoffen

Kinder benötigen für ihr Wachstum neben Energie auch reichlich Vitamine und Mineralien.

Hier stecken Vitamine und Mineralstoffe drin

Obst	wichtigste Vitamine	wichtigste Mineralstoffe
Äpfel	Biotin	Kalium, Eisen
Bananen	Niacin, B6, Folsäure	Kalium, Magnesium
Birnen	Vitamin C, Folsäure	Kalium
Erdbeeren	Vitamin C, Folsäure	Kalium, Magnesium, Phosphor, Eisen
Himbeeren	Vitamin C, Folsäure, Biotin	Kalium, Kalzium, Magnesium, Eisen
Kiwi	Vitamin C, Vitamin K	Kalium, Kalzium, Magnesium, Eisen
Mandarinen	Vitamin C	Kalium, Kalzium, Magnesium
Orangen	Vitamin C, B1, Folsäure	Kalium, Kalzium, Magnesium
Weintrauben	Vitamin C, Folsäure, Biotin, Vitamin K	Kalium, Phosphor, Eisen

Gemüse	wichtigste Vitamine	wichtigste Mineralstoffe
Gurke	Vitamin C, B, E	Kalium
Kürbis	Vitamin C, B, E	Kalium
Mohrrübe	Vitamin A, C, B, E	Kalium
Paprika	Vitamin C, B, E, A	Kalium
Salat	Vitamin C, B, E, A	Kalzium, Kalium
Spinat	Vitamin C, B, E, A	Kalzium, Kalium, Eisen

schneiden, evtl. kurz anbraten (Paprika, Zucchini) oder kochen (Möhren, Kürbis) und zu der Tomatensauce geben – mit dem Pürierstab durchpürieren und schon ist das Gemüse in der roten Sauce versteckt. Da Gemüsesorten wie gelbe oder rote Paprika, Möhren und Kürbis gegart oder gekocht sogar süß schmecken, funktioniert das wirklich gut!

Suppen-Schummel

Vitamine, Mineralstoffe, Spurenelemente und sekundäre Pflanzenstoffe – all diese, für das Wachstum und die Gesundheit Ihres Kindes wichtigen Stoffe, stecken nun mal in hohem Maße in Obst und Gemüse. Deshalb führt leider kein Weg daran vorbei, ein paar von diesen Vitaminen in die Suppe zu mogeln. Überlegen Sie zuerst, welche Suppe Ihr Kind gerne isst. Viele Kinder mögen Tomaten- oder Kartoffelsuppe, einige sogar Kürbis- oder Brokkolicremesuppe.

Oder mag Ihr Kind vielleicht, da es nicht so auf Gemüse steht, mit viel Überredungskunst eine Nudel- oder Buchstabensuppe? Aber bitte ohne Möhren-, Lauch- oder Selleriestückchen. Blöd, denn da schwimmen die Nudeln ja wieder mal nur in etwas gesalzenem Wasser – wie bekommt man da nun etwas Gesundes, und, nicht zu vergessen, etwas Geschmack rein? Versuchen Sie das Suppengrün, bevor die Nudeln in die Suppe kommen, vollständig mit der Brühe zu pürieren, sodass gar nichts, aber auch nicht das geringste kleine Petersilienrestchen an Gemüse erinnert. So richtig schön sieht die Suppe dann zwar nicht mehr aus, vermischt sich aber mit den Nudeln zu einem Nudelsüppchen, das lecker schmeckt und die kleinen Gemüsemuffel (in der Not) sogar ganz gerne essen.

Strategie 1: Untermogeln

Mogelei im Lieblingsessen

Eins muss ich leider sagen: Das Untermogeln ist absolut nicht meine Lieblingsstrategie – auch wenn's funktioniert, meist sieht es nicht so richtig lecker aus (siehe pürierte Nudelsuppe), ist immer etwas breiig und alles mit Sauce oder als Suppe zu essen ist für die Zähne und das Kaugefühl nicht wirklich das Beste. Das allerdings spornt an, um das Gemüse oder Obst nicht ganz versteckt, sondern nur ein bisschen, in ein ganz normales Gericht – in diesem Fall das Lieblingsgericht Ihres Kindes – zu mogeln.

Isst Ihr Kind gerne Pizza? Dann verstecken Sie unter der Tomatensauce und dem Käse etwas dünn geschnittenes Gemüse. Liebt es Fleisch? Dann panieren Sie ein Schnitzel mit knackigen Cornflakes und ganz klein geraspelten Möhren. Oder Ihr Kind nascht gerne – dann tauchen Sie das Obst in eine zuckersüße Schokohülle. Das ist schon okay, lieber Schokolade mit Vitamininhalt als Schokolade pur. Und Obst wie Bananen, Äpfel, Trauben und Beeren schmecken einfach wunderbar mit Schokolade drum herum! So kann man sogar mir – und das muss ich hier leider auch ehrlich zugeben – die meisten Obstsorten unterjubeln.

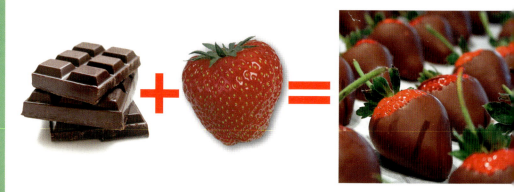

Der geht immer: selbstgemachter Ketchup

Komisch, es gibt doch wirklich Kinder, die sich strikt weigern, frische Tomaten, Tomatensauce oder gar Tomatensuppe zu essen. Stellt man diesen Kindern jedoch eine Flasche Ketchup auf den Tisch, wird dieser meist in riesigen Seen auf dem Teller verteilt und alles andere, das auf dem Teller liegt, bevor es im Mund verschwindet, darin ertränkt. Und das nützen Sie nun bitte aus: Kochen Sie selbst Ketchup. Der schmeckt fast genauso, enthält nicht so viel Zucker, es stecken ein paar mehr Vitamine drin als im gekauften und außerdem hält er sich in einer geschlossenen Flasche bis zu einer Woche im Kühlschrank.

> **INFO**
>
> ### Schnell gemacht und gut
>
> **500 g passierte Tomaten** mit **2 EL Akazienhonig**, **1 EL Sojasauce**, **100 ml frisch gepresstem Orangensaft** und **1 EL Tomatenmark** aufkochen. Mit wenig **Salz** und **Pfeffer** abschmecken, abkühlen lassen und – am besten – in eine heiß ausgespülte Ketchupflasche umfüllen. Sobald Ihr Kind den Ketchup gerne isst, können Sie ihm vorschlagen, auch mal Ketchup selbst zu machen – wetten, es schmeckt nun keinen Unterschied mehr und wird Ihnen Ihre Abfüllmogelei fast nicht glauben?!

Strategie 1: Untermogeln

Ella mogelt mit

Sobald das Untermogeln klappt, können Sie entweder zu Strategie 2 übergehen und Ihr Kind langsam an gesundes Obst und Gemüse gewöhnen, oder aber Sie lassen es selbst mitmogeln und das Süppchen oder Sößchen vorher und nachher geschmacklich testen. Einmal mit untergemogeltem Gemüse, einmal ohne. Sagen Sie Ihrem Kind aber bitte auch, dass die leckere Sauce zu den Nudeln gehört, die es die ganzen vorherigen Wochen gerne gegessen hat. Sonst weiß es ja gar nicht, warum hier püriert und vermischt wird. Lassen Sie Ihr Kind selber den Pürierstab bedienen – Vorsicht, das kann spritzen. Anschließend fragen Sie es, was es alles rausgeschmeckt hat. Welches Gemüse überwiegt? Schmeckt es süß oder salzig? Das alles lenkt vom eigentlichen Problem ab und macht das Essen schon dadurch ein kleines bisschen spannender.

Zucchini, Kartoffeln, Möhren, Kürbis und gelbe oder rote Paprika schmecken püriert und unters Essen gemogelt nicht besonders hervor, da sie entweder fast geschmacksneutral oder einfach so süß sind, dass sie sich gut in Saucen oder Suppen verstecken lassen.

Mogelwerkzeug

Sie werden schnell merken, dass diese Strategie keine wirkliche Mogelpackung ist. Vielmehr geht es darum, Ihrem Kind ein paar Vitamine unterzujubeln, die es einfach aus purer Abneigung gegen die Konsistenz von gekochtem Gemüse nicht anrührt. Am Geschmack stören sich die Gemüsemuffel nämlich oft nicht, das Weichgekochte ist vielmehr Grund für die Ablehnung. Viele Kinder mögen Saucen – warum also Ihrem Kind nicht einen Gefallen tun und vieles klein pürieren oder klein raspeln. Mit jeder Obst- oder Gemüsesorte geht das sowieso nicht, aber da wo's klappt, kann man ruhig ein bisschen tricksen. Und besonders zeitaufwendig ist das Ganze auch nicht. Zum Schluss noch mal mit dem Pürierstab durch und fertig ist eine leckere Sauce, die (fast) zu allem passt.

Mein Pürierstab – der kann alles!

Es gibt ein paar unverzichtbare Küchengeräte, dazu gehört auf alle Fälle ein Pürierstab oder ein elektrischer Mixer. Einfach alles reinhauen, auf den Knopf drücken und fertig. So lassen sich Kräuter nicht mehr aus dem Essen pulen, sondern verleihen der Suppe eine interessante, giftgrüne Farbe (für Kinder, die Grünes nicht ablehnen). Und weich gekochtes Gemüse verbindet sich zu einer cremigen Suppe oder Sauce. Für einen leckeren Vitamincocktail lohnt sich die Anschaffung eines Entsafters. Da passen alle möglichen Obst- und Gemüsesorten hinein, und der Saft schmeckt immer wieder ein bisschen anders. Ihr Kind darf sich ruhig seine Lieblingsmischung zusammenstellen: Pro Tag ersetzt 1 Glas frisch gepresster Saft eine gute Portion Obst oder Gemüse. Probieren Sie z. B. einmal Karotten-Apfel-Orangensaft.

So kriegen Sie Karotten in den Keks

Hier geht's mal nicht nur ums Untermogeln, sondern einfach um den Geschmack. Denn geraspeltes Gemüse wie Kürbis, Möhren oder Zucchini machen Muffins oder Kuchen wunderbar saftig. Möhrenkuchen kennen Sie bestimmt schon, aber Kürbis oder Zucchini im Teig ist vielen neu. Das Tolle daran – das versteckte Gemüse hält die kleinen Törtchen richtig lange frisch und sie werden nicht trocken.

Klein geraspeltes Gemüse lässt sich aber nicht nur in Kuchen und süßem Gebäck verstecken. Es schmeckt auch lecker als Puffer zusammen mit Quark. Kartoffelpuffer mögen viele Kinder, dazu gibt's meist Apfelmus, aber auch Möhren und Kürbis schmecken geraspelt und in der Pfanne ausgebacken toll. Und wenn Sie Hokkaido-Kürbis raspeln, müssen Sie ihn nicht mal vorher schälen, denn die Schale kann man getrost

Strategie 1: Untermogeln

mitessen bzw. raspeln. Zu den Puffern ein Stückchen Fleisch oder etwas Quark, und fertig ist ein schnelles Mittagessen! Oder Sie backen kleine Gemüsebrötchen mit geraspelten Möhren oder Zucchini (Seite 37). Backen Sie gleich ein paar auf Vorrat – die Hälfte einfach einfrieren und fürs Pausenbrot frisch aufbacken. Das versteckte Gemüse sieht im Brot sogar richtig hübsch aus, so ein paar orange und grüne Pünktchen, und ein paar knackige Nüsse mit in den Teig geben – Hmm... lecker!

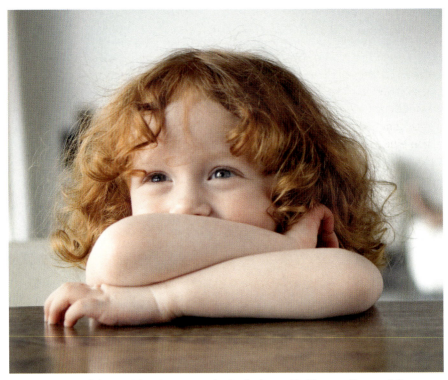

▲ Ich will eigentlich gar nicht wissen, was in den leckeren Muffins so alles steckt!

Mini-Schnecken
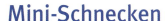
Aufgerollte Gemüseverstecke!

- Den Blätterteig auftauen lassen. Das Gemüse waschen, schälen und fein raspeln. Paprika in kleine Würfel schneiden. Knoblauch abziehen und fein hacken. Das Gemüse in einer beschichteten Pfanne im Öl kurz anbraten. Die passierten Tomaten dazugeben, mit Salz und Pfeffer würzen.

- Den Backofen auf 180 Grad vorheizen. Die Blätterteigplatten auf bemehlter Arbeitsplatte zu einer 30×30 cm großen Fläche ausrollen. Die Tomatenmischung darauf verteilen, die Ränder frei lassen. Von einer Seite her einrollen und die Rolle in 1 bis 2 cm breite Scheiben schneiden. Die Schnecken auf ein mit Backpapier ausgelegtes Backblech legen, etwas flach drücken und im Ofen (Mitte, Umluft) etwa 15 Min. backen.

Für 12 Schnecken:

- 3 Platten Blätterteig (tiefgekühlt)
- 100 g Gemüse (Möhren, Zucchini)
- ½ Paprikaschote
- 1 Knoblauchzehe
- 2 EL Olivenöl
- 100 g passierte Tomaten
- Salz | Pfeffer, frisch gemahlen

Strategie 1: Untermogeln

Leckere Tomatensauce

Diese Sauce schmeckt zu Nudeln, Kartoffeln, Reis, Fleisch – ach, eigentlich zu allem!

Für 2 Kleine und 2 Große:

- 500 ml passierte Tomaten
- 1 EL Zucker
- Salz | Pfeffer, frisch gemahlen
- 300 g Gemüse, z. B. Möhren, Paprika, Zucchini, Kürbis
- 2 EL Olivenöl
- 2 EL Sahne

▌ Die passierten Tomaten in einem Topf erhitzen, mit Zucker, Salz und Pfeffer abschmecken.

▌ Das Gemüse waschen, ggf. schälen und in kleine Würfel schneiden. Das Öl in einer beschichteten Pfanne erhitzen und die Gemüsewürfel darin dünsten.

▌ Die Gemüsewürfel zu der Tomatensauce geben und mit dem Pürierstab pürieren.

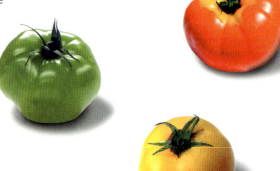

Mogelsuppe – mal grün, mal orange, mal gelb

Je nach Jahreszeit kommen Erbsen, Kürbis, Möhren, Kartoffeln, gelbe Paprika oder Blumenkohl in die Suppe.

- Das Gemüse putzen und klein schneiden. Den Apfel schälen, das Kerngehäuse entfernen und ebenfalls klein schneiden. Das Gemüse in einem Topf im Öl kurz andünsten. Mit der Brühe aufgießen und gar kochen.
- Die Sahne zum Gemüse geben und alles mit dem Pürierstab durchpürieren. Die Suppe mit Salz und Pfeffer abschmecken.

Für 2 Kleine und 2 Große:

- 800 g frisches Gemüse, geputzt
- 1 großer Apfel
- 2 EL Rapsöl
- 500 ml Gemüsebrühe
- 100 ml Sahne
- Salz | Pfeffer, frisch gemahlen

Das passt dazu:

Zu Erbsen- und Kartoffelsuppe: klein geschnittene Wiener Würstchen oder Schinkenwürfel.

Zu Möhren- und Kürbissuppe: ein Klecks Naturjoghurt oder ein Schuss Kokosmilch.

Zu Paprika- und Blumenkohlsuppe: Reis im Schälchen oder direkt in der Suppe versenkt.

Strategie 1: Untermogeln

Knusperpuffer mit Honig-Dip

Kleine köstliche Puffer mit allerhand drin!

Für 2 Kleine und 2 Große:

- 300 g Möhren
- 2 EL kernige Haferflocken
- 1 EL Mandeln, gehackt
- 1 Ei
- Salz | Pfeffer, frisch gemahlen
- 4 EL Rapsöl

Für den Dip:

- 200 g Quark (20 % Fett i. Tr.)
- 5 EL Sauerrahm
- 2 EL Akazienhonig

▪ Die Möhren schälen, die Enden abschneiden, und die Möhren grob reiben. Haferflocken und Mandeln mit den Möhren mischen. Das Ei untermischen und alles mit Salz und Pfeffer würzen.

▪ Das Öl in einer beschichteten Pfanne erhitzen. Mit einem Löffel kleine Puffer in das Öl geben, und von beiden Seiten knusprig braten.

▪ Für den Dip den Quark mit Sauerrahm und Honig glatt rühren. Zu den Puffern servieren.

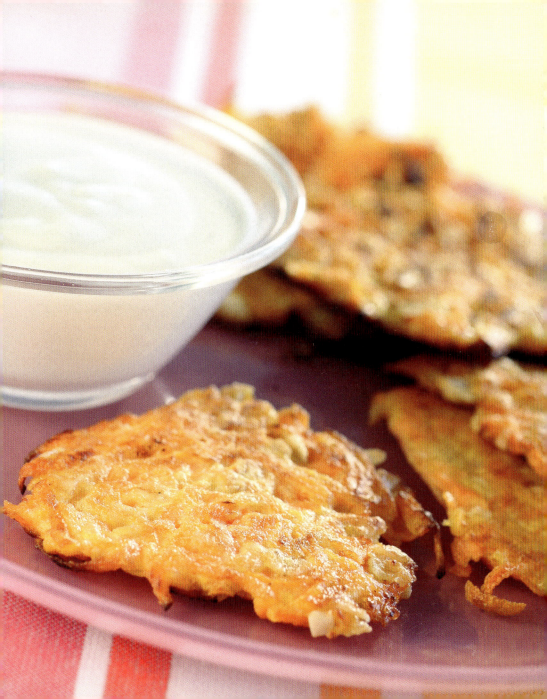

Strategie 1: Untermogeln

Kartoffel-Kürbis-Muffins

„Komisch, ich weiß zwar, dass da viel Gemüse drin ist, aber ich seh's und schmeck's gar nicht. Lecker!"

Für 12 Stück:

- 250 g Kartoffeln, vorwiegend festkochend
- 200 g Kürbis oder Möhren
- 1 Ei
- 2 EL Milch
- 3 EL Mehl
- 100 g gekochter Schinken, gewürfelt
- 100 g Gouda, klein gewürfelt
- Salz | Pfeffer, frisch gemahlen

Außerdem:

- 1 Muffinform
- 12 Muffin-Backförmchen

▎ Die Kartoffeln schälen. Den Kürbis putzen und in große Würfel schneiden. Kartoffeln und Kürbis in Salzwasser in etwa 20 Min. weich kochen. Den Backofen auf 180 Grad vorheizen.

▎ Das Gemüse abgießen, auskühlen lassen und mit einem Kartoffelstampfer zerstampfen. Das Ei, die Milch, und das Mehl mit dem Teig verrühren.

▎ Die Schinkenwürfel in einer beschichteten Pfanne ohne Fett kurz anbraten. Die Schinken- und Käsewürfel unter den Teig heben. Mit Salz und Pfeffer abschmecken.

▎ Die Papierförmchen in die Muffinform legen. Den Kartoffelteig auf die Förmchen verteilen. Die Muffins im Ofen (Mitte, Umluft) in 30 Min. goldgelb backen.

Das passt dazu: Konfettisalat (Seite 66).

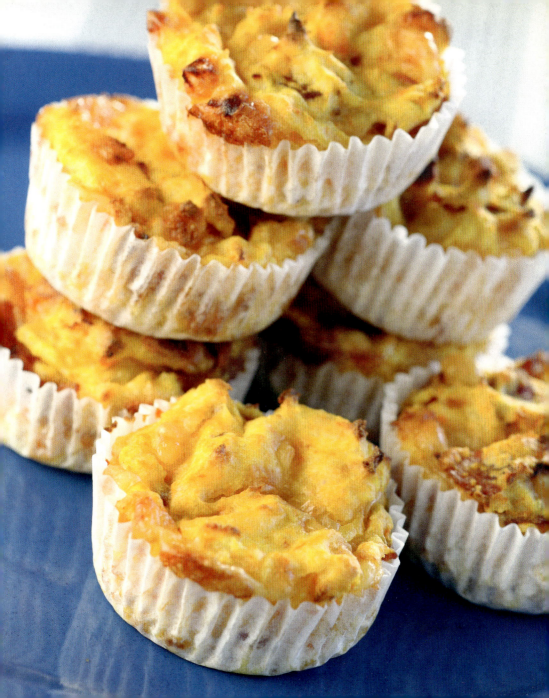

Strategie 1: Untermogeln

Nussmuffins

Diese Muffins sind deshalb so saftig, weil viel gehobeltes Gemüse in ihnen steckt.

Für 12 Stück:

2	Eier
1 Pr.	Salz
70 g	weiche Butter
100 g	brauner Zucker
200 g	Kürbis, Möhren oder Zucchini, geputzt und fein gehobelt
150 g	Haselnüsse, gemahlen
50 g	Mehl
1 Pr.	Zimt
1 TL	Backpulver

Außerdem:

1	Muffinform
12	Muffin-Backförmchen

▪ Backofen auf 180 Grad vorheizen. Die Eier trennen. Eiweiße mit einer Prise Salz steif schlagen. Eigelb mit Butter und Zucker schaumig rühren. Gehobeltes Gemüse, Nüsse, Mehl, Zimt und Backpulver nacheinander unter den Teig mischen. Das geschlagene Eiweiß vorsichtig unter den Teig heben.

▪ Die Papierförmchen in die Muffinform legen. Den Teig bis knapp unter den Rand in den Förmchen verteilen. Die Muffins im Ofen (Mitte, Umluft) etwa 25 Min. backen. Muffins auskühlen lassen und mit Puderzucker bestäuben.

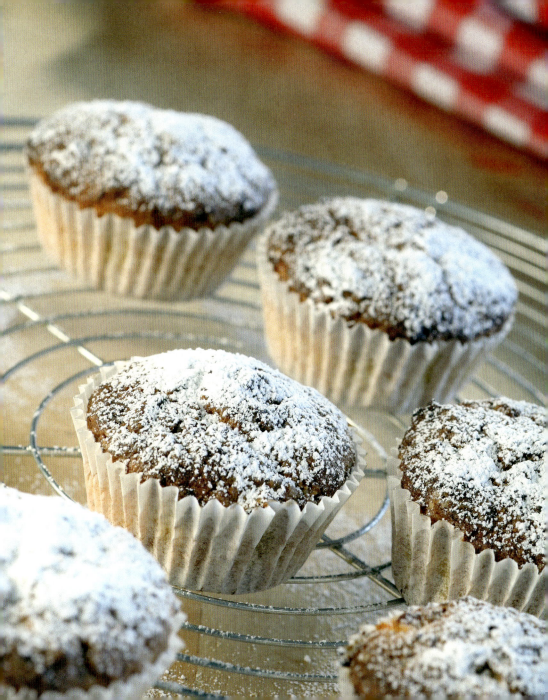

Strategie 1: Untermogeln

Kokos-Bananen-Milch

Schnell gemacht und so gesund!

Für 1 Glas (300 ml):
- 1 Banane (nicht zu reif)
- 200 ml Milch
- 2 EL Kokosnussraspel

▮ Alle Zutaten mit dem Mixer oder einem Pürierstab zu einer glatten Milch mixen. Wenn Ihr Kind den Geschmack von Kokosnuss nicht mag, können Sie 1 Esslöffel ungesüßtes Kakaopulver mit der Milch mischen.

So gesund: Nicht zu reife, gelbe Bananen stecken voll von satt machenden Ballaststoffen. Außerdem liefern sie die Vitamine B_6, Niacin und Folsäure sowie die Mineralstoffe Kalium und Magnesium.

Gute-Laune-Brei

Die süße Ananas schmeckt herrlich im Grießbrei.

Für 2 kleine Esser:
- 200 g frische, reife Ananas
- 400 ml Milch
- 50 g Grieß, am besten Vollkorn
- 1 EL Honig
- Saft von ½ Limette

▮ Die Ananas schälen, den harten Strunk in der Mitte entfernen, das Fruchtfleisch in Stücke schneiden und mit dem Pürierstab pürieren.

▮ Die Milch zum Kochen bringen, den Grieß einrühren, kurz aufkochen lassen und vom Herd nehmen. Den Grießbrei 5 Min. quellen lassen. Ananas, Honig und Limettensaft gut mit dem Grießbrei mischen. Den Brei in kleine Schüsselchen füllen.

Auch lecker: pürierte Beeren, Mango oder Kiwi unter den Grießbrei mischen.

Gemüsebrötchen

Eignen sich prima zum Einfrieren!

- Die Möhren fein reiben. Quark, Eier, Milch, Öl, Puderzucker und Salz mit dem Handrührgerät verquirlen. Mehl, Backpulver und geriebene Möhren untermischen.

- Den Ofen auf 180 Grad vorheizen. Mit eingeölten Händen 12 kleine Brötchen formen und auf ein mit Backpapier belegtes Backblech legen. Die Brötchen im Ofen (Mitte, Umluft) 15 bis 20 Min. backen.

Für 12 Brötchen:

- 150 g Möhren (ersatzweise Kürbis, Zucchini oder Rosinen)
- 250 g Speisequark
- 2 Eier
- 6 EL Milch
- 6 EL Rapsöl
- 100 g Puderzucker
- ½ TL Salz
- 500 g Dinkelmehl
- 1 Päckchen Backpulver

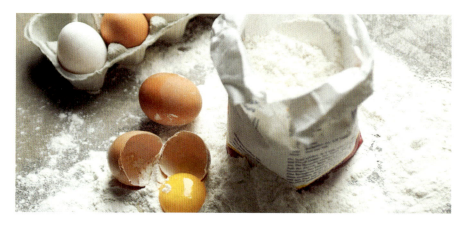

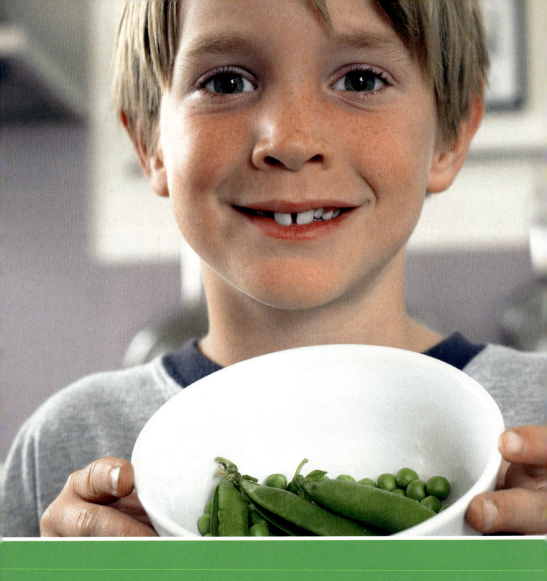

Strategie 2: Gewöhnen

Eine wahre Geschichte aus der KinderKüche

Heißt es nicht so schön „Gewohnheit ist alles"? Ja, da ist schon was dran: Man kann sich an so manches gewöhnen. An langes Schlafen, ausgedehntes Frühstücken, keinen Sport mehr zu machen oder daran, die Bügelwäsche einfach noch bis morgen liegen zu lassen. Das mit der Gewöhnung klappt also. Dann versuchen Sie doch mal, Ihr Kind an zwei bis drei neue Lebensmittel, ich meine natürlich Gemüsesorten, zu gewöhnen. Dass auch das funktioniert, lesen Sie in diesem Kapitel. Ich möchte Ihnen natürlich auch ein bisschen aus meiner Erfahrung berichten. Dieses Buch mit seinen sechs Strategien hätte ja gar keine Grundlage, wenn ich diese Erfahrungen als Ökotrophologin und Leiterin der KinderKüche nicht selbst gemacht hätte und deshalb auch ein bisschen weiß, wovon ich spreche.

Eine wahre Geschichte aus der KinderKüche

Wir, das Team der KinderKüche, kochen regelmäßig das Mittagessen für Kleinkinder einer Kindertagesstätte. Die Eltern und Erzieher waren teils unglücklich über den bisherigen Lieferservice, oder mit der Aufgabe für 15 Kinder zu kochen einfach zeitlich überlastet. Also werden seit geraumer Zeit unsere Dienste in Anspruch genommen, ein gesundes und ausgewogenes Mittagessen für die Kinder zu zaubern. Natürlich mussten auch wir uns erst einmal an diese neue Aufgabe herantasten.

- Was benötigen die Kinder, um ordentlich zu wachsen, um ausgeglichen zu sein und trotzdem eine Menge Vitalstoffe zu bekommen?
- Und was haben die Kinder bisher zu essen gekriegt?
- Ist ihnen die Vielfalt der verschiedenen Gemüsesorten vertraut oder fangen wir quasi von vorne an?

Der bisherige Lieferservice kochte hauptsächlich Fleischgerichte mit Sättigungsbeilage wie Nudeln oder Reis und

Strategie 2: Gewöhnen

als Beilage hin und wieder Gemüse – üblicherweise in dicker Sahnesauce ertränkt. Naja, satt wurden die Kinder so mit Sicherheit, aber leider auch knatschig, unruhig und zappelig. Ein ausgewogenes Mittagessen mit sehr viel frischem Gemüse und gesunden Sattmachern musste im Nu auf den Tisch.

Nur die Erzieher greifen zu beim Gemüse

Dass das schwierig werden würde, war mir von Anfang an klar. Da es bisher kaum frisches Gemüse gab, würde es bestimmt sofort von den Kindern abgelehnt. Aber ganz egal, wir wollten es versuchen. Wir haben von Anfang an das Gemüse NICHT untergemogelt sondern immer extra, getrennt von Fleisch, Nudeln, Kartoffeln, Reis, Getreide und Hülsenfrüchten und sogar Suppe angeboten. Doch wochenlang rührten die Kinder das Gemüse nicht an, es gab ja schließlich Fleisch (1 × pro Woche in Bioqualität), Nudeln & Co.

Dennoch stellten die Erzieher das Gemüse Tag ein Tag aus in Reichweite der Kinder in schönen Schalen auf den

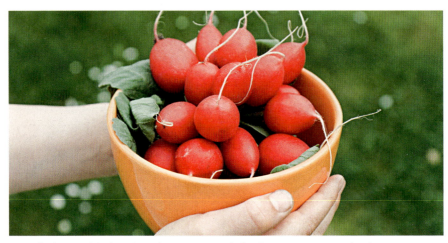

▲ Nach ein paar Wochen Gewöhnung essen Kinder Gemüse – versprochen!

Eine wahre Geschichte aus der KinderKüche

Tisch. Auch der Salat oder die bunt gestreifte Rohkost wurde jeden Tag angeboten und zumindest von den Erziehern selber gerne gegessen. Das ist übrigens sehr, sehr wichtig! Dass Sie als Eltern, aber auch in hohem Maße die Erzieher im Kindergarten, das Essen selber mitessen und nicht extra für sich kochen. Kinder brauchen Vorbilder und wer soll das sein, wenn nicht Sie?

Nach ein paar Wochen klappt's

Nach ein paar Wochen haben die ersten Kinder angefangen, von dem angebotenen Gemüse zu kosten. Immer nur einen Löffel voll, aber immerhin. Sooo viel passt ja in die kleinen Mägen von Anfang an nicht. Mit der Zeit wurden aus einem Löffel zwei und wir mussten schließlich die doppelte Portion kochen. Und der Salat erst! Laut der Erzieher verschlingen die Kinder den Salat mit Hochgenuss. Mittlerweile kochen wir wirklich Gemüse querbeet, all das was gerade Saison hat. Natürlich mag nicht jedes Kind jedes Gemüse, aber probiert wird mittlerweile alles. Die vielen Kinder kriegen so schon mal eine ordentliche Portion Fitmacher, die sie auch dringend für den langen Tag brauchen. Auf den folgenden Seiten erfahren Sie, wie auch Sie Ihren Gemüsemuffel an frisches Gemüse langsam – aber sicher – gewöhnen können.

INFO

Kinderlieblinge

Versuchen Sie, Gemüse, das man roh und gekocht essen kann, Ihrem Kind in beiden Varianten anzubieten. Vielleicht mag Ihr Kind Paprika nur roh oder Möhren nur gekocht? Probieren Sie es aus mit: Möhren, Paprika, Zucchini, Mais, Tomaten, Kohlrabi, Champignons und jungem Spinat (der schmeckt auch als Salat). Diese Gemüsesorten bitte nur gekocht: Kartoffeln, Blumenkohl, Brokkoli, Erbsen, Bohnen, Fenchel (den mögen Kinder roh einfach nicht) und Kürbis.

Strategie 2: Gewöhnen

Das braucht Ihr Kind

Eiweiß:

Für Wachstum von Gewebe und Organen, Zellerneuerung, Enzym- und Hormonproduktion sowie als Energielieferant ist Eiweiß für Ihr Kind unerlässlich. Deshalb sollten etwa 15 Prozent der Gesamtenergie aus Eiweiß bestehen. Eiweiß steckt sowohl in tierischen (mageres Fleisch, Fisch, Milchprodukte) als auch pflanzlichen (Brot, Kartoffeln, Hülsenfrüchte, Getreideflocken, Nüsse) Nahrungsmitteln. Der tägliche Bedarf sollte jeweils zur Hälfte aus tierischem und pflanzlichem Eiweiß gedeckt werden.

Fett:

Fette sind v. a. Träger für die fettlöslichen Vitamine A, D, E, K und Carotin. Diese Vitamine können nur mithilfe von Fett im Darm aufgenommen werden. Kinder benötigen Fett für das Wachstum und als Energielieferant. Doch auf die richtigen Fette kommt es an. Die Art des Fettes wird durch den Gehalt an gesättigten und ungesättigten Fettsäuren bestimmt. Ungesättigte Fettsäuren (essenzielle Fettsäuren) sind v. a. in pflanzlichen Fetten enthalten. Gesättigte Fettsäuren stecken meist in tierischen Fetten. Da der Körper essenzielle Fettsäuren nicht selbst bilden kann, müssen diese über die Nahrung zugeführt werden. Gute Quellen für „gute Fette" (essenzielle Fettsäuren) sind Raps-, Soja- und Olivenöl, Fisch, Avocado und Nüsse. Passen Sie auf, denn viele Fette verstecken sich in fetter Wurst und fettem Fleisch, Süßigkeiten und Gebäck. Davon dann lieber etwas weniger.

Kohlenhydrate:

sind die wichtigsten Energielieferanten für Ihr Kind. Die tägliche Zufuhr sollte deshalb bei mindestens 50 Prozent liegen. Bevorzugen Sie die sogenannten komplexen Kohlenhydrate, die sich in Vollkornprodukten, Getreide, Kartoffeln und Obst finden, denn die stecken zusätzlich voller Ballaststoffe, Eiweiß, Mineralstoffe und Vitamine.

Ballaststoffe:

Sie kommen in Obst und Gemüse sowie in Vollkornprodukten vor. Ballaststoffe sorgen für eine gute Verdauung, binden Giftstoffe im Darm und machen wegen ihres guten Quellvermögens lange satt.

Kleinkinder bis 2 Jahre vertragen jedoch keine großen Mengen, da Ihr Verdauungsapparat noch nicht vollständig entwickelt ist. Gewöhnen Sie Ihr Kind deshalb langsam an Ballaststoffe.

Mineralstoffe:

Mineralstoffe sind für viele Stoffwechselfunktionen und für das Wachstum notwendig. Da viele Mineralstoffe in Vollkornprodukten und Gemüse enthalten sind, ist eine tägliche Zufuhr sehr wichtig. Das in Milch enthaltene Kalzium sorgt für starke Knochen. Viel Eisen steckt in magerem Fleisch, Vollkornprodukten und grünem Gemüse. Um den Bedarf an Jod zu decken, sollte regelmäßig Seefisch auf dem Speiseplan stehen.

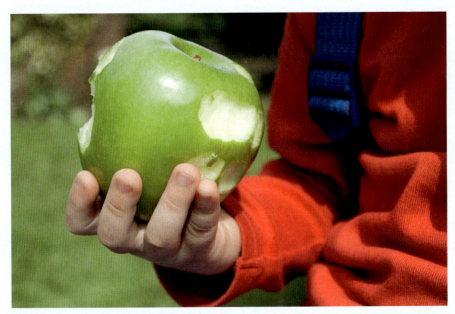

▲ Schützt vor Karies: das Essen von rohem Gemüse und Obst.

Strategie 2: Gewöhnen

Aller guten Dinge sind 10

Dieses Kapitel heißt nicht umsonst „Gewöhnen". Denn nicht nur Ihr Kind soll sich an neues Gemüse gewöhnen, auch Sie müssen sich an so manches gewöhnen. Zum einen daran, dass Sie eine bestimmte Gemüsesorte bis zu zehnmal kochen, immer und immer wieder. Nicht an aufeinanderfolgenden Tagen, sondern immer im Wechsel mit anderen Gerichten. Sie müssen sich auch daran gewöhnen, dass Sie den Teller mit dem Gemüse eventuell unberührt abräumen werden. Trotzdem geben Sie nicht auf, und bieten Sie Ihrem Kind jede Gemüsesorte bis zu zehnmal an. Natürlich soll es auch immer ein kleines Stück probieren, aufessen muss es aber nicht. Ganz wichtig: Auch wenn Ihr Kind viermal hintereinander sagt:

„Das schmeckt mir nicht!"

werfen Sie bitte noch nicht das Handtuch. Geben Sie Ihrem Kind aber auch dem Gemüse eine Chance. Erst wenn es beim zehnten Mal immer noch nicht gegessen wird, lassen Sie es für eine gewisse Zeit bleiben. Dann kann es einfach sein, dass Ihr Kind diese spezielle Gemüsesorte tatsächlich nicht mag. Vielleicht aber geht es Ihnen so, wie uns mit den vielen Kindergartenkindern (Seite 41), und schon nach ein paar Wochen hat sich Ihr Kind an den Geschmack gewöhnt und isst das neue Gemüse richtig gerne. Nun aber nicht nur noch Möhrchen kochen, das kann auch langweilig werden. Seien Sie ehrlich, Ihnen würden die Möhren nach ein paar Tagen auch zum Halse raushängen. Und wenn das Essen langweilig wird, stehen Sie plötzlich wieder vor vollen Tellern und Ihr Kind mag es nicht mehr anrühren. Lieber immer wieder etwas Neues ausprobieren und so den Geschmackssinn Ihres Kindes herausfordern.

Vorbild, das sind Sie!

Sie als Eltern sind ein Riesenvorbild für Ihr Kind. Aber auch ältere Geschwister, Großeltern, Erzieher, coole Freunde (oft die Älteren) aus Kindergarten und Schule – auch was das Essen angeht. Sie bringen Ihrem Kind ja auch nicht bei,

Aller guten Dinge sind 10

mit Händen und Füßen zu essen oder während des Essens vom Tisch aufzustehen. Abgeschaut hat sich Ihr Kind die guten Tischmanieren bei Ihnen oder anderen Größeren. Deshalb schaut sich Ihr Kind auch ganz genau an, was Sie so auf dem Teller haben. Was da drauf liegt, bestimmen – ganz klar – Sie, also kann es gut sein, dass sich Ihr Kind das mit der Zeit abschaut und auch von allen angebotenen Speisen etwas nimmt. Überladen Sie Ihren Teller deshalb nicht, sondern richten Sie die einzelnen Komponenten appetitlich auf Ihrem Teller an, denn auch hier isst das Auge mit und bald schon der kleine Magen Ihres Kindes.

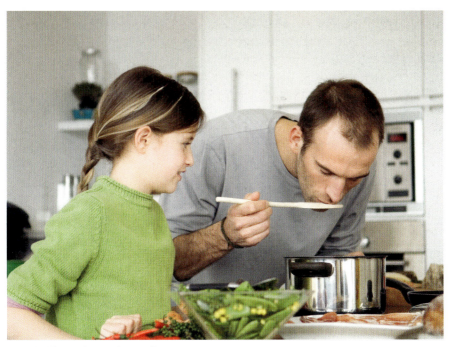

▲ Mithelfen in der Küche macht Spaß!

Strategie 2: Gewöhnen

Abwechslung muss sein

Gewöhnen Sie Ihr Kind ab sofort an eine abwechslungsreiche und ausgewogene Kost. Zu Beginn wird es sicher etwas schwierig, wenn Ihr Kind nur seine Lieblingsgerichte essen möchte und plötzlich Sie die Gerichte bestimmen, die auf den Tisch kommen. Doch eine bunte Auswahl an Speisen führt erst dazu, dass Ihr Kind immer mal wieder mit neuen Gerichten in Kontakt treten kann und sorgt darüber hinaus für eine schöne Abwechslung auf dem Tisch. Um Ihrem Kind die Möglichkeit und das Gefühl zu geben, selbst mitzubestimmen, was es essen möchte, füllen Sie die einzelnen Komponenten des Essens jeweils in eine eigene Schüssel. Selbst die Petersilie oder die Schnittlauchröllchen können und sollten Sie extra anbieten. Kinder sind kleine Gewohnheitstiere: Miteinander vermischtes Essen stört viele Kinder und so wird gepickt und an den Rand sortiert, und das alles, nur weil Ihr Kind keine Petersilie an den Kartoffeln leiden kann.

Kinder entscheiden selbst bei Tisch

Lassen Sie Ihr Kind am Esstisch selbst entscheiden, wie viel und von was es sich nehmen möchte, denn es kann

INFO

Spinat schmeckt wunderbar!

Wann immer wir in der KinderKüche den kleinen Köchen und Küchenfeen die Frage stellen, ob sie gerne Spinat essen, heben acht von zehn Kindern die Hand und lassen sich sogar zu Ausrufen wie „Ich liebe Spinat!" hinreißen. Für viele ist Spinat sogar das Lieblingsgericht, und auch in den Kindergärten essen die Kinder Spinat gerne. Ob als Beilage, in der Sauce oder sogar als Spinatsuppe. Vielleicht liegt es ja daran, dass Spinat stark macht wie Popeye, vielleicht liegt es aber einfach auch nur daran, dass Spinat prima schmeckt!

Abwechslung muss sein

schon gut einschätzen, was es braucht und wie viel davon. Ganz hungrig stehen die Kleinen in der Regel nicht vom Tisch auf. Wenn Sie das Gefühl haben, Ihr Kind hat nicht genug gegessen, vertrauen Sie einfach auf den Instinkt Ihres Kindes. Kommen Sie nur bitte nicht auf die Idee, Ihren schlechten Esser mit einem Nachtisch oder etwas Süßem doch noch satt zu bekommen. Dies würde nur bewirken, dass Ihr Kind – da es weiß, „Wenn ich nicht viel esse, gibt's was Süßes hinterher!" – wenig von der Hauptmahlzeit nimmt und sich so den Nachtisch sichert. Klar lieben Kinder Süßes und hin und wieder darf es auch was sein, aber eben nicht regelmäßig nach dem Essen. Anders sieht es mit Gesundem Nachtisch aus: Bieten Sie ein bisschen Obst oder einen Naturjoghurt als Dessert an, das ist völlig in Ordnung und gibt noch mal Kraft für den Tag.

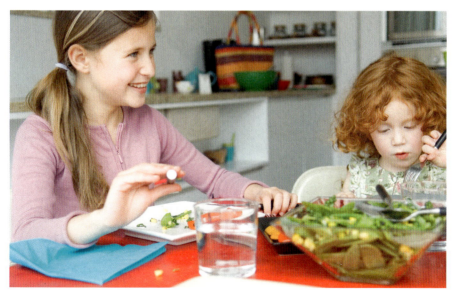

▲ Wie viel wir essen möchten, dürfen wir immer selbst entscheiden!

Strategie 2: Gewöhnen

Möhren – 4 × anders

Möhrenfrischkäse – mit Nüssen fürs Köpfchen

1 große Möhre
5 EL Frischkäse
1 EL Mandelstifte
1 TL Akazienhonig
1 Pr. Salz

▎ Die Möhre schälen und fein hobeln. Mit dem Frischkäse verrühren. Die Mandelstifte in einer beschichteten Pfanne ohne Öl kurz anrösten. Die Mandeln und den Honig unter den Frischkäse rühren. Mit Salz abschmecken und das Frühstücks- oder Pausenbrot damit bestreichen.

Süße Ofenmöhren – die machen fast keine Arbeit

1 Bund junge Möhrchen
2 EL Akazienhonig

▎ Die Möhrchen schälen, die Enden abschneiden. Die Möhrchen mit Honig bestreichen und im Ofen bei 180 Grad (Mitte, Umluft) 20 bis 25 Min. garen. Dazu passt ein kleines Putenschnitzel.

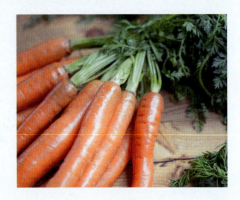

Möhrenstampf – der schmeckt auch ohne alles

500 g Möhren
50 ml Sahne
1 EL Butter
1 Pr. Zimt
Salz | Pfeffer, frisch gemahlen
2 EL Parmesan, frisch gerieben

▪ Die Möhren schälen, in Stücke schneiden und in Salzwasser weich kochen. Die Möhren abgießen und mit einem Kartoffelstampfer zu Brei verarbeiten. Sahne und Butter unterrühren. Mit etwas Zimt, Salz und Pfeffer abschmecken. Mit Parmesan bestreuen.

Möhrenwürfel – je kleiner, desto besser

500 g Möhren
1 EL Butter
Salz | Pfeffer, frisch gemahlen

▪ Die Möhren schälen und in kleine Würfel schneiden. Die Möhrenwürfel in einem Topf in wenig Wasser bissfest garen. Das Wasser abgießen und die Butter unter die Möhren mischen. Mit Salz und etwas Pfeffer abschmecken. Wer mag, kann kleine Schnittlauchröllchen über die Möhren streuen. Schmeckt zu Nudeln, Reis oder einem kleinen Schnitzel.

Auch lecker: 200 g Mais – am besten tiefgekühlt – unter die Möhrenwürfel mischen.

Strategie 2: Gewöhnen

Nudeln mit Spinat-Mandel-Joghurt

Hier stecken lauter Fitmacher drin.

Für 2 Kleine und 2 Große:

300 g	Farfalle
500 g	frischer Spinat (ersatzweise 250 g tiefgekühlter Blattspinat)
2 EL	Sahne
	Salz	Pfeffer, frisch gemahlen
200 g	Naturjoghurt
	Saft von ½ Zitrone
100 g	Mandeln, gehobelt

- Die Nudeln nach Packungsanweisung in Salzwasser bissfest garen. Den Spinat gründlich waschen, die harten Stiele entfernen. Den tropfnassen Spinat im geschlossenen Topf etwa 5 Min. garen, bis er zusammenfällt. Die Sahne zum Spinat geben und mit Salz und Pfeffer abschmecken. Den Spinat mit einem Pürierstab fein pürieren.

- Den Joghurt mit dem Zitronensaft und etwas Salz abschmecken. Die Mandeln in einer unbeschichteten Pfanne ohne Öl kurz anrösten.

- Die Nudeln mit einem Löffel Spinatsauce und einem Klecks Joghurt servieren. Zuletzt mit ein paar Mandeln bestreuen.

So gesund: Im Spinat stecken die wertvollen Vitamine Folsäure und Vitamin A und C sowie die Mineralstoffe Eisen und Magnesium.

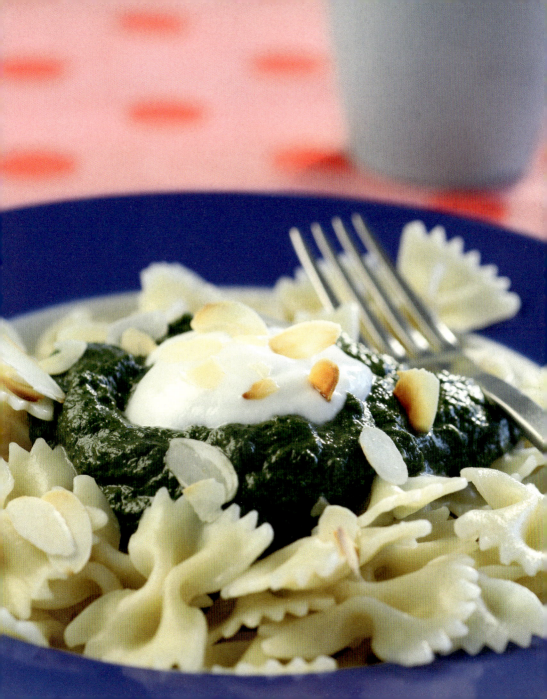

Strategie 2: Gewöhnen

Lieblingsspätzle

Käsespätzle mit kleinen Farbtupfern!

Für 2 Kleine und 2 Große:

- 400 g Mehl
- 4 Eier
- 1 Pr. Salz
- 200 g momentan akzeptiertes Gemüse (z. B. Möhren, Erbsen, Kohlrabi, Paprika)
- 1 EL Rapsöl
- 50 ml Sahne
- 50 ml Gemüsebrühe
- 100 g Emmentaler, frisch gerieben

- Das Mehl mit den Eiern in einer Schüssel mit dem Schneebesen verrühren. So viel lauwarmes Wasser nach und nach dazugießen, bis ein glatter, zähflüssiger Teig entsteht. Den Teig mit Salz würzen.

- Einen großen Topf mit Salzwasser zum Kochen bringen, die Temperatur runterschalten, sodass das Wasser nur noch siedet. Mit einem Spätzlehobel aus dem Teig Spätzle ins Kochwasser hobeln. Sobald sie an der Oberfläche schwimmen, mit einem Schaumlöffel herausnehmen und in eine Pfanne geben.

- Das Gemüse waschen, ggf. schälen und putzen, klein schneiden und in etwas Öl andünsten. Sahne und Gemüsebrühe mischen. Das Gemüse zu den Spätzle geben und mit der Sahne-Brühe-Mischung übergießen. Zum Schluss den Käse darüber verteilen und im Ofen bei 200 Grad goldbraun überbacken.

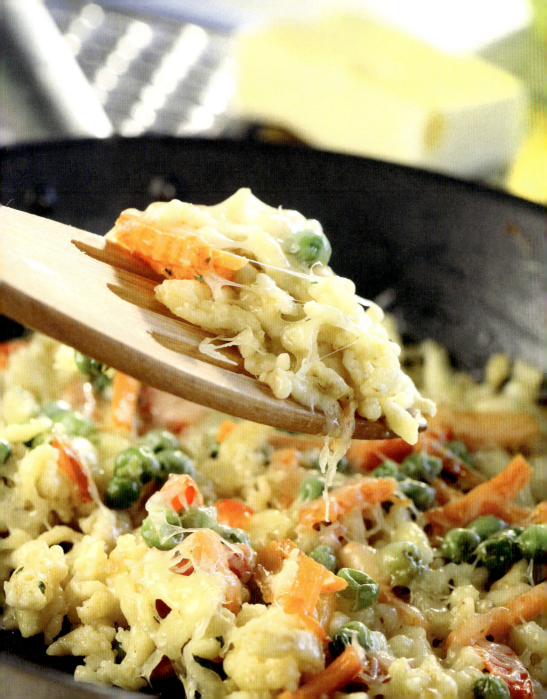

Strategie 2: Gewöhnen

REZEPTE

Früchtequark

Viel, viel besser als der im Becher – und natürlich vieeel gesünder. Schmeckt auch mit Joghurt!

Für 2 Schüsselchen:

- 200 g frische, reife Früchte z. B. Aprikosen, Erdbeeren, Himbeeren (auch tiefgekühlt)
- 200 g Quark
- 1 EL Agavendicksaft (aus dem Reformhaus)

▪ Die Früchte waschen, ggf. putzen und mit dem Pürierstab in einem hohen Gefäß fein pürieren. Den Quark mit dem Dicksaft süßen und die Früchte mit dem Quark vermischen. Sie können die Früchte auch als Sauce über den Quark geben.

Auch lecker: Frisches Lieblingsobst einkochen, pürieren und als warme oder kalte Sauce über den Quark geben.

Tipp

Aus Tiefkühl-Blätterteig kleine Dreiecke ausstechen, die Dreiecke im Ofen bei 160 Grad 10 Min. goldgelb backen. Aus dem Ofen nehmen, auskühlen lassen und einen Klecks Früchtequark auf der Hälfte der Dreiecke verteilen. Ein zweites Dreieck als Deckel draufsetzen und die kleinen Sandwichs mit einem Happs in den Mund stecken.

Getrocknete Apfelkringel

Reicht als Snack für ein paar Tage – aber aufpassen, sonst sind schon heute alle weg!

- Die Äpfel schälen, mit einem Kerngehäuseentferner das Kerngehäuse ausstechen und die Äpfel in 5 mm dicke Scheiben schneiden. Die Apfelringe auf ein mit Backpapier belegtes Blech legen und im Ofen bei 150 Grad (Mitte, Umluft) etwa 2 Stunden backen. Aus dem Ofen nehmen und auskühlen lassen.

- Die Schokolade im Wasserbad schmelzen und die Apfelringe zur Hälfte in die Schokolade tauchen. Solange die Schokolade noch weich ist, die Nüsse auf die Schokolade streuen. Die Apfelringe auf einem mit Backpapier ausgelegtem Backblech trocknen lassen.

Für etwa 20 Stück:

- 4 Äpfel (z. B. Braeburn, Gala)
- 100 g Zartbitterschokolade
- 100 g gemischte Nüsse, gehackt (z. B. Mandeln, Haselnüsse, Cashewkerne)

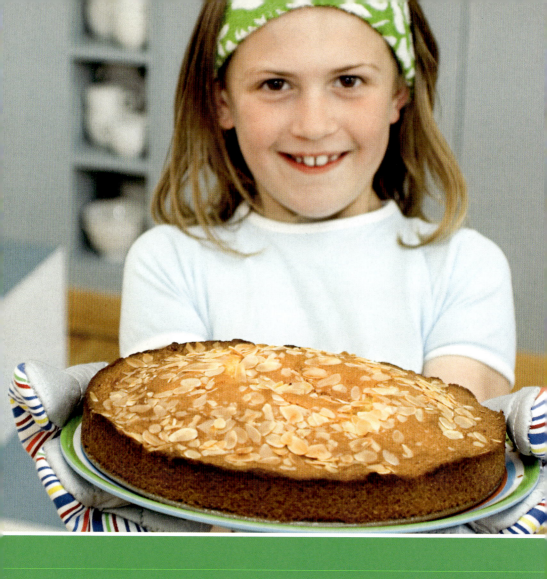

Strategie 3: Kindgerecht zubereiten

Das Auge isst mit! Und auch oder sogar erst recht das kindliche Auge. Niemand mag einen undefinierbaren Einheitsbrei oder ein heilloses Durcheinander auf dem Teller leiden, und erst recht lieben es Kinder, wenn Sie auf einen Blick sehen, was sich auf ihrem Teller befindet. Nutzen Sie deshalb die bunte Vielfalt an Obst und Gemüse. Gemüse ist auch nicht nur bunt, sondern mal rund, mal oval, mal klein, mal groß, und sogar Sterne und Stacheln sind im Angebot. Machen Sie mit Ihrem Kind einen Ausflug in ein wunderschönes Gemüse-Schlaraffenland.

Gemüse schnippeln

Welch eine Auswahl! Am Gemüsestand auf dem Wochenmarkt oder in der Gemüseabteilung Ihres Supermarktes gibt es locker bis zu 50 verschiedene Obst- und Gemüsesorten, in vielen, vielen Farben, Formen und Größen. Die meisten Obst- und Gemüsesorten kann man nach dem Einkauf nicht sofort mit einem Happs im Mund verschwinden lassen, sondern sie müssen vor dem Verzehr zubereitet werden. Wie Sie das Obst und Gemüse zubereiten – da sind Ihrer Phantasie und der Ihres Kindes keine Grenzen gesetzt.

So können Sie Gemüse in große oder kleine Würfel schneiden, bevor Sie es anbraten oder kochen. Sie können aus vielen Gemüsesorten lange, kurze, dünne oder dicke Streifen oder Sticks schneiden. Manches Gemüse lässt sich sogar mit einem kleinen Löffel aushöhlen und mit einer leckeren Füllung füllen. Oder Sie schneiden das Gemüse in so dünne Scheiben, dass man später einen schönen bunten Fächer daraus auf den Teller legen kann. Probieren Sie aus, in welcher Form welches Gemüse Ihrem Kind am besten schmeckt. Denn mal ganz ehrlich, das ist schon toll, aus welcher Vielfalt wir tagtäglich die Möglichkeit haben unser Essen auszuwählen. Da wäre man doch wirklich blöd, wenn man nur zu Tiefkühlpizza und langweiligen Fertigprodukten greift. Nutzen Sie also das Angebot!

Strategie 3: Kindgerecht zubereiten

So wird Gemüse zum Hingucker

	Würfel, groß und klein	Streifen/ Sticks	Scheiben, dick und dünn	Zum Aushöhlen und Füllen geeignet	Von Natur aus ein Hingucker
Aubergine	×		×		
Blumenkohl					In kleine Röschen/Köpfchen teilen.
Brokkoli					In kleine Röschen/Köpfchen teilen.
Champignons	×		×	Mit Schinken und Käse füllen und im Ofen überbacken.	
Dicke Bohnen	×				×
Erbsen					×
Möhren	×	× auch roh zum Dippen	×		
Kartoffeln	×	× selbstgemachte Pommes	×		

GEMÜSE IN FORM GEBRACHT

So wird Gemüse zum Hingucker

	Würfel, groß und klein	Streifen/ Sticks	Scheiben, dick und dünn	Zum Aushöhlen und Füllen geeignet	Von Natur aus ein Hingucker
Kohlrabi	×	× auch roh zum Dippen	×	×	
Kürbis	×	×	×	Kleine Minikürbisse mit einem kleinen Messer aushöhlen, dämpfen und mit Suppe oder Nudeln füllen.	
Paprika	×	× auch roh zum Dippen		×	
Tomaten	×		×	Mit Ricotta und Parmesan füllen und im Ofen überbacken. Dafür mit einem Messer Deckel abschneiden und mit einem Teelöffel aushöhlen.	Kirschtomaten, klein und fein!
Zuckermais					×
Zucchini	×	×	×	Der Länge nach mit einem Teelöffel aushöhlen.	

Strategie 3: Kindgerecht zubereiten

Immer nur eine Hand voll

Stellen Sie sich einmal vor, Sie sitzen im Restaurant und die Bedienung stellt Ihnen einen Teller mit einem Riesenberg Nudeln, umgeben von einem See aus Sauce, vor Ihre Nase. Machen Sie da nicht insgeheim erstmal „Puh!" und denken sich „Wer soll das denn bitte alles essen?" Auch wenn Sie Hunger haben, die Menge überfordert im ersten Moment. Wie sollen sich denn da erst kleine Kinder fühlen? Deshalb ist es für Kinder wichtig, dass die Portionen nicht zu groß sind, da der volle Teller schon vor dem Probieren überfordert und die Kinder viel zu schnell den Appetit verlieren.

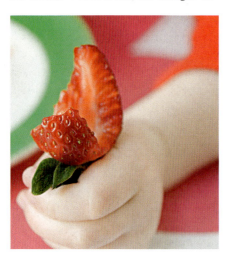

Geben Sie Ihrem Kind immer nur in etwa die Menge, die der Größe seiner Handfläche entspricht. Das ist spannend, denn auch die wächst mit den Jahren und das Kind kann immer selbst die Größe seiner Hand mit der Menge auf dem Teller vergleichen und legt bestimmt gleich los. Natürlich können Sie Ihrem Kind auch sagen, es darf sich selber das Essen in der Größe seiner Handfläche auf den Teller legen. Und wenn's geschmeckt hat, passt vielleicht noch eine halbe Hand voll hinterher oder eine Hand voll frisches Obst in den Bauch. Umso besser!

Das gehört auch dazu – Essen am Familientisch

Alleine zu Essen macht einfach keinen Spaß. Lustlos schiebt man sich eine Gabel nach der anderen in den Mund, und selbst das beste Essen schmeckt alleine fad. Deswegen sollte auch Ihr Kind nicht alleine essen. Schon als Kleinkind sollte es im Kreis der Familie seine Mahlzeiten zu sich nehmen. Manchmal ist das bestimmt nicht ganz so einfach, denn es muss schnell gehen, der nächste Termin steht an und Ihr Kind soll doch nur schnell was in den Magen kriegen. Egal wie eilig Sie es haben, nehmen Sie sich trotzdem die Zeit und essen Sie mit Ihrem Kind gemeinsam an einem Tisch. Dabei hat auch jedes Familienmitglied seinen Stammplatz. Egal ob zu zweit, zu dritt oder zu viert, beginnen Sie die Mahlzeiten gemeinsam und beenden Sie sie auch gemeinsam. Versuchen Sie einen Rhythmus in die Essgewohnheiten zu bringen, indem Sie zu festen Zeiten essen und sich vielleicht ein paar Erlebnisse vom Tag erzählen. Damit auch nichts von den Geschichten aus dem Kindergarten oder der Schule ablenkt, ist es besser, wenn dabei Fernseher und Radio ausbleiben.

Wer bist du und was isst du?

Manchmal geht es mit der kindgerechten Zubereitung auch ein bisschen zu weit. Ich finde nicht, dass Kinder kleine Segelschiffe aus Schnitzeln und Kartoffeln brauchen oder essbare Motorräder auf dem Teller haben müssen. Kartoffelbreikunstwerke, bei denen man kaum mehr die Zutaten definieren kann, sind ebenso unnötig wie auch anderes Spielzeug, das Ihr Kind zum Essen anregen soll. Erstens steht bestimmt keine Mutter gerne NOCH länger in der Küche, um mit Zahnstochern, Nadel und Faden am Essen rumzubasteln und zweitens möchte bestimmt kein Kind Zahnstocher und Faden im Essen vorfinden.

Deshalb ist zwar eine nette und ansprechende Zubereitung für die Kinder schön, doch das geht auch ohne viel Tamtam und Extraarbeit. Einfach ein bisschen auf die Farben achten und nette kleine Portionen anbieten. Ihr Kind kann sogar selbst mitmachen: Es kann seinen Lieblingsgerichten pas-

Strategie 3: Kindgerecht zubereiten

sende und nette Namen geben, denn daran haben Kinder große Freude. Und wenn die geliebten Kartoffel-Bonbons (Seite 70) auf den Tisch kommen, hinterher noch Streifen im Glas (Seite 71) reinpassen und zwischendurch ein Regenbogen-Smoothie (Seite 107) den Durst löscht, strahlt Ihr Kind bestimmt bis über beide Ohren – fast wie ein Honigkuchenpferd!

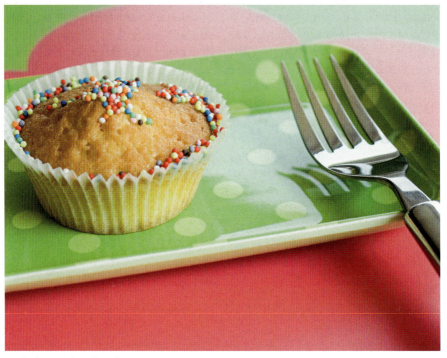

▲ Kindertörtchen für alle!

Tischlein deck dich

Schön schmeckt's besser! Nicht nur Ihnen, sondern auch Ihrem Kind. Sie haben deshalb vielleicht heute schon gewürfelt, gefüllt oder in Streifen geschnitten, so wie Ihr Kind es gerne hat und vor allem gerne isst. Jetzt wäre es doch ein Riesenjammer, wenn das Essen lieblos auf den Tisch geknallt wird. Machen Sie es doch lieber so: Decken Sie den Tisch immer mit schönen Tellern, Besteck, Gläsern und Serviette. Servieren Sie das Essen nicht im Topf, sondern auf bunten Tellern und Schüsseln mit bunten Servierlöffeln (das gibt's alles für wenig Geld im Haushalts- oder Dekofachhandel) und lassen Sie die Töpfe dort, wo sie hingehören – in der Küche.

Ein bunt gedeckter Tisch macht einfach mehr Spaß und selbst Kinder achten sehr wohl auf Dekoration. Lassen Sie sie deshalb mithelfen und selber den Tisch decken und verzieren – auch wenn nicht immer viel Zeit dafür bleibt. Ein paar Blümchen sind schnell ins Wasser gestellt und eine Serviette schnell gefaltet. Und wetten, dass Ihr Kind heute etwas länger am Tisch sitzen bleibt, weil es die eigene Dekoration vor Augen hat. Da jetzt das Essen, die Schüsseln und auch noch der Tisch appetitlich und schön aussehen, kann's doch eigentlich nur noch lecker schmecken!

Strategie 3: Kindgerecht zubereiten

Gemüsesticks mit Dip

Geht ganz schnell und geknabbert wird, was schmeckt!

Für 2 Kleine und 2 Große:

- ½ Gurke
- 2 große Möhren
- 1 gelbe Paprika
- 10 Kirschtomaten

Für den Dip:

- 200 g Sauerrahm
- 2 EL Tomatenmark
- 1 EL Akazienhonig
- Salz | Pfeffer, frisch gemahlen

▎ Das Gemüse waschen, schälen und putzen. Gurke, Möhren und Paprika in lange schmale Streifen schneiden. Die Tomaten halbieren. Das Gemüse auf einem großen Teller oder in einem Glas abwechselnd anrichten.

▎ Für den Dip den Sauerrahm mit Tomatenmark und Honig verrühren. Mit Salz und Pfeffer abschmecken. Wer mag, kann auch noch ein paar Schnittlauchröllchen über den Dip streuen.

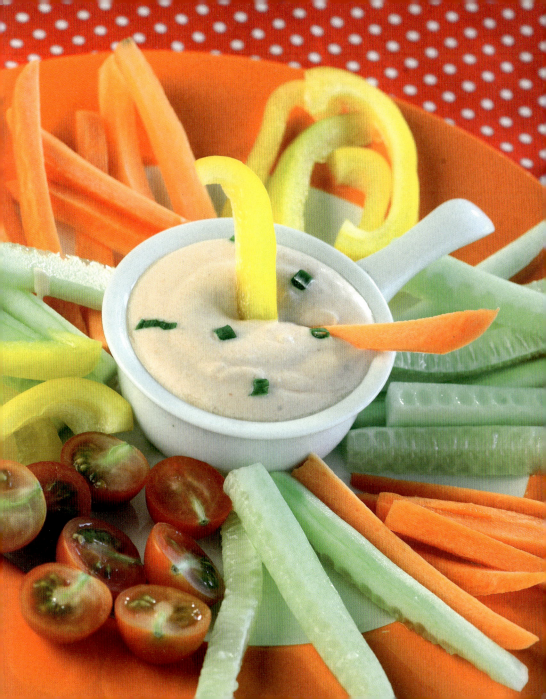

Strategie 3: Kindgerecht zubereiten

Konfettisalat

Schmeckt nicht nur an Fasching!

Für 2 Kleine und 2 Große:

- 2 große Möhren
- ½ Salatgurke
- 1 rote Paprikaschote
- 100 g Mais (am besten tiefgekühlt)

Für das Dressing:

- 4 EL Rapsöl
- 2 EL Apfelessig
- 2 EL Akazienhonig
- Salz | Pfeffer, frisch gemahlen

- Die Möhren und die Gurke schälen und in sehr kleine Würfel schneiden. Paprika waschen, putzen und das Fruchtfleisch ebenfalls in kleine Würfel schneiden. Den Mais abtropfen lassen. Möhren, Gurke, Paprika und Mais mischen.

- Für das Dressing das Öl mit Essig und Honig verrühren. Mit Salz und Pfeffer abschmecken. Das Dressing mit dem Salat mischen und gut durchziehen lassen.

Tipp

Mischen Sie kleine Sternchennudeln unter den Salat, fertig ist ein toller Nudelsalat.

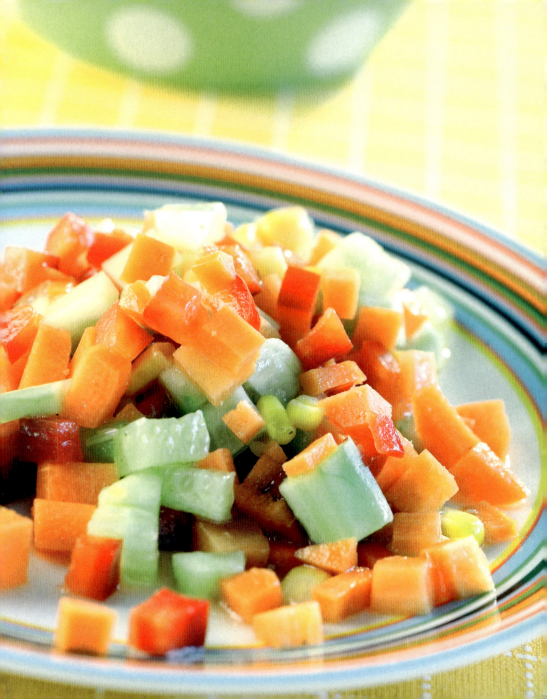

Strategie 3: Kindgerecht zubereiten

Nudelnester

Perfekt für kleine Spatzenmägen: feine Gemüsestreifen im Nudelnest.

Für 12 Nester:

- 250 g breite Bandnudeln
- 250 g Möhren
- 2 EL Rapsöl
- 2 Eier
- 1 Kugel Mozzarella
- Salz | Pfeffer, frisch gemahlen

Außerdem:

- 1 Muffinform

▌ Die Nudeln nach Packungsanweisung in Salzwasser gar kochen und abgießen. Die Möhren schälen und mit dem Sparschäler rundherum in lange, feine Streifen schälen. Das Öl in einem Topf erhitzen, die Möhrenstreifen darin etwa 5 Min. dünsten. Mit Salz und Pfeffer abschmecken.

▌ Die Eier verquirlen. Die Nudeln mit den Möhrenstreifen und den Eiern mischen und löffelweise in die Muffinform geben. Den Mozzarella in kleine Stücke zupfen und über den Nudelnestern verteilen. Mit Salz und Pfeffer würzen und im Ofen bei 180 Grad (Mitte, Umluft) etwa 20 Min. backen. Mit einem Löffel aus den Förmchen heben.

Das passt dazu: Je eine Tomatenscheibe, Pilze in Scheiben, Schinkenstreifen oder frische Basilikumblätter.

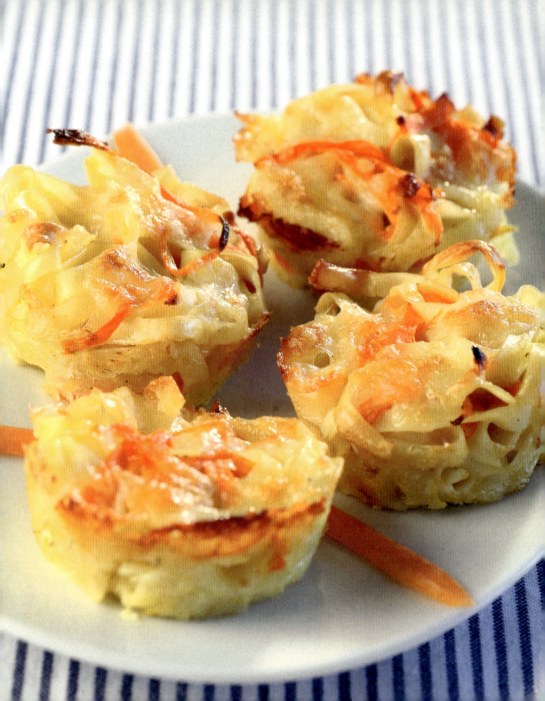

Strategie 3: Kindgerecht zubereiten

Kartoffel-Bonbons

Außen knackig, innen cremig.

Für 2 Kleine und 2 Große:

- 200 g Kartoffeln, mehlig kochend
- 4 Platten Tiefkühl-Blätterteig
- 3 EL Frischkäse
- 1 Ei
- 100 g Erbsen, tiefgekühlt
- Salz | Pfeffer, frisch gemahlen
- 1 Eigelb zum Bestreichen

▪ Kartoffeln schälen und in Salzwasser gar kochen. Die Blätterteigplatten auftauen lassen und in der Mitte halbieren.

▪ Kartoffeln abgießen und mit dem Kartoffelstampfer zerstampfen. Mit dem Frischkäse und dem ganzen Ei verrühren. Die Erbsen in den Brei geben und alles mit Salz und Pfeffer abschmecken.

▪ Je einen Esslöffel der Kartoffelmasse in die Mitte der Blätterteigvierecke setzen. Die Teigplatten übereinanderschlagen, die Ränder festdrücken und die Enden wie ein Bonbon zusammendrücken. Mit dem Eigelb bestreichen und die Kartoffel-Bonbons im Ofen bei 160 Grad (Mitte, Umluft) etwa 15 Min. goldbraun backen.

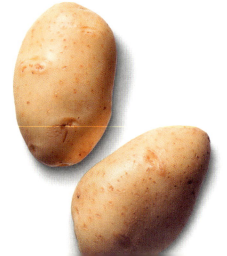

Streifen im Glas

Schmeckt am besten mit reifen Früchten der Saison.

- Die Kekse in sehr kleine Stücke brechen oder im Mörser zerbröseln. Den Joghurt mit dem Agavendicksaft cremig rühren. Die Früchte waschen, verlesen und ggf. in kleine Stücke schneiden.

- Abwechseln Kekse, Joghurt und Früchte in die Gläser schichten. Mit Joghurt abschließen und mit Nüssen oder Krokant bestreuen. Die Streifen im Glas mit einem langen Stiellöffel aus den Gläsern löffeln.

Für 4 Gläser:

200 g	Vollkornkekse
250 g	Naturjoghurt
1 EL	Agavendicksaft
200 g	Früchte nach Saison und Wahl (z. B. Bananen, Erdbeeren, Aprikosen, Mandarinen, Kirschen)
2 EL	gehackte Nüsse oder Krokant

Außerdem:

4	Gläser

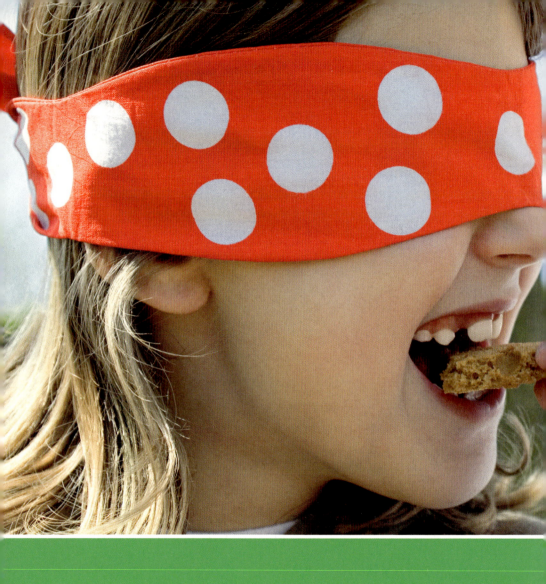

Strategie 4: Gemüse erleben

Wie kommen die Erbsen auf den Teller? Wo wachsen Kartoffeln und warum sind an Möhren so viel grüne Haare dran? Fragen über Fragen! Sie lassen sich leicht beantworten, wenn Sie sich ein klitzekleines bisschen mit der Herkunft, dem Anbau und kleinen Geschichten rund um Gemüse und Obst beschäftigen. Vieles kann man ganz schnell nachschlagen oder im Internet recherchieren. Und schon tischen Sie Ihrem Gemüsemuffel ein leckeres Mittagessen samt einer kleinen Geschichte auf. Das Wissen rund um die verschiedenen Gemüsesorten macht das Gemüse zu etwas Lebendigem, und der bunte Gemüseteller wird beim nächsten Mal bestimmt mit ganz anderen Augen angeschaut und genüsslich gegessen.

Doch auch Sie können Ihrem Kind Fragen stellen. Nach was schmeckt das? Eher süß, sauer oder salzig? Nach was riecht das Gemüse – schnupper doch mal daran. Und kannst du etwas hören, wenn du reinbeißt? Knackt es vielleicht bei jedem Biss oder ist es eher angenehm weich im Mund? So lernt Ihr Kind viele verschiedene Geschichten und Eindrücke ganz nebenbei, und das macht noch neugieriger und – hoffentlich – ebenso neugierig auf noch viele, viele Obst- und Gemüsesorten.

Einkaufen wie die Großen

Sie möchten Ihrem Kind Gemüse erlebbar machen? Dann nehmen Sie es mit zum Einkaufen, denn all die frischen Sachen kommen ja nicht von alleine auf den Tisch. Zeigen Sie ihm die bunte Vielfalt beim Gemüsehändler – der lässt Kinder oft sogar etwas probieren. Fragen Sie ruhig nach, wenn auch Sie ein Gemüse oder eine Frucht nicht kennen, der Gemüsehändler hat bestimmt ein paar Geschichten auf Lager und erzählt gerne woher die Gurken, die Tomaten, die Auberginen und Paprika oder die Ananas, Bananen und Kiwis kommen – aus aller Welt! Fragen Sie aber auch nach, welches Gemüse gerade Saison hat und in Deutschland angebaut wird, denn dann schmeckt das

Strategie 4: Gemüse erleben

Gemüse und Obst besonders aromatisch und frisch und hat nicht schon die Hälfte der Vitamine und Mineralstoffe auf dem langen Transport verloren. Ihr Kind kann gerne aussuchen, abwiegen, in den Korb packen und das Bezahlen übernehmen – ganz so wie die Großen eben!

Ein paar Tipps für den Einkauf:

- Obst und Gemüse der Saison bevorzugen.
- In Obst und Gemüse aus Deutschland oder Europa stecken noch viele Vitamine und Mineralstoffe, da sie nicht auf langen Transportwegen verloren gehen.
- Frisches Obst und Gemüse hat keine braunen Stellen, Dellen oder fahle Blätter.
- Festes Gemüse ohne Druckstellen wählen.
- Nicht zu schmutziges Gemüse kaufen, denn unter dicken Erdresten können sich Bakterien bilden.

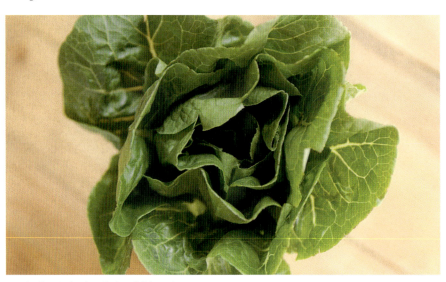

▲ Frischer Salat hat keine fahlen Blätter.

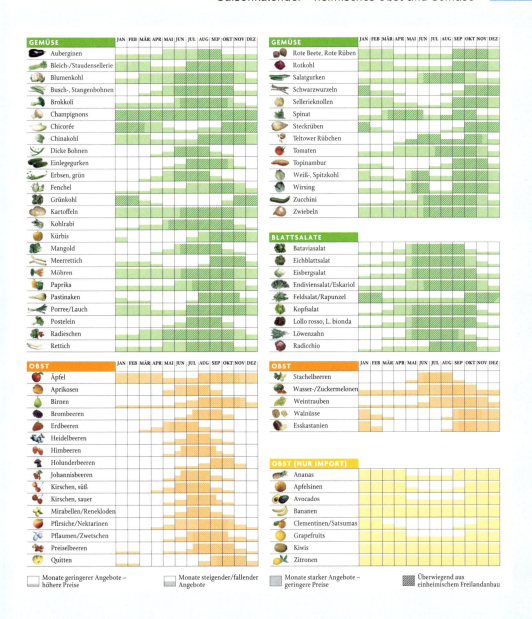

Strategie 4: Gemüse erleben

Das erste Frühlingsgemüse ist da!

Nach einem langen, kalten Winter freuen wir uns alle auf die ersten warmen Sonnenstrahlen. Sobald die Sonne Luft und Wiesen aufwärmt, packen Sie mit Ihrer Familie einen großen Picknickkorb. Jeder darf sich etwas aussuchen, aber ein bisschen knackiges Obst und Gemüse in Häppchenform nicht vergessen! Backen Sie Mini-Gemüse-Quiches mit Champignons, Spinat oder jungen Möhren, Kartoffel-Quark-Muffins oder kleine Erdbeer-Törtchen. Alles auf schönen, bunten Plastiktellern dekorieren, ab auf die karierte Decke damit und einen tollen Tag im Freien genießen. Und zwischendurch, nach jedem geschossenen Tor, gefundenem Funkelstein oder gepflückten Gänseblümchenkranz und einer großen Portion frischer Luft, passt immer wieder ein Mini-Gemüse-Happs in den Mund der tobenden Bande. Das Vorbereiten der Picknick-Leckereien können Sie natürlich alle gemeinsam übernehmen!

> **INFO**
>
> ### Kräuter selber pflanzen
>
> Auf der Fensterbank wachsen Kresse, Petersilie, Schnittlauch und sogar Radieschen im Topf. Im kleinen Gemüsebeet sprießen die eigenen Möhren, Tomaten oder noch mehr Kräuter. Wie spannend, man kann den Kräutern beim Wachsen richtig zuschauen und immer wieder ein paar Stiele oder Blätter für das Salatdressing pflücken.

Sommerzeit ist Beerenzeit

Im Sommer duftet es aus allen Gärten – nicht nur nach gegrillten Würstchen, sondern nach Kirschen, Mirabellen, Aprikosen, Johannisbeeren und Erdbeeren. Wenn es draußen warm ist, schmecken Obst und Gemüse besonders aromatisch. Man kennt das ja aus dem Italienurlaub: Im Süden reifen die Tomaten viel schneller zu einer tollen, roten Frucht heran. Doch auch bei uns hat so einiges im Sommer Hochsaison. Nehmen Sie Ihren Gemüsemuffel im Sommer mit aufs Erdbeerfeld und pflücken Sie gemeinsam Erdbeeren. Jede zehnte, zuckersüße Erdbeere kann man heimlich im Mund verschwinden lassen. Und wie das aus dem Körbchen riecht! Hmm…

Aus den duftenden Erdbeeren kochen Sie zu Hause gemeinsam Marmeladen und Kompott, backen kleine Erdbeertörtchen und zaubern eine rosarote Erdbeersuppe für heiße Tage. Natürlich können Sie nicht nur Erdbeeren selber pflücken, auch Himbeeren, Johannisbeeren und Stachelbeeren kann man schon auf Obstplantagen körbeweise sammeln. Ach ja, und apropos Grillen – auch bunte Gemüsespieße oder selbstgemachte Gemüse-Burger schmecken wunderbar, wenn sie vom Grill kommen.

Kleine Eiszeit: Frieren Sie Weintrauben oder Beeren ein und lassen Sie Ihr Kind an heißen Tagen immer wieder ein kleines eiskaltes Früchtchen lutschen. Das ist besser als Bonbons und außerdem wahnsinnig erfrischend.

Ein Besuch auf dem Bauernhof

Wie werden Kartoffeln geerntet? Wer pflückt die vielen Äpfel und Birnen von den Bäumen? Und wie wachsen eigentlich Kohl, Paprika und Salat? Wer kann Ihren Kindern diese Fragen besser beantworten als ein Gemüsebauer aus der näheren Umgebung. Viele Bauernhöfe öffnen ihre Gatter, Ställe und Felder für Kindergärten und Schulgruppen. Vielleicht initiieren Sie einen Besuch mit der Kindergartengruppe beim Biobauern aus der Umgebung. Hier wird jeder eine Menge über den Anbau von Obst und Gemüse erfahren. Vielleicht dürfen die Kleinen auch mithelfen, ein paar Kräuter im Kräuterbeet zu ernten. Lassen Sie Ihr Kind unbedingt in eine frisch geerntete Möhre beißen. Die schmecken zuckersüß und ganz anders als die großen, abgepackten!

Strategie 4: Gemüse erleben

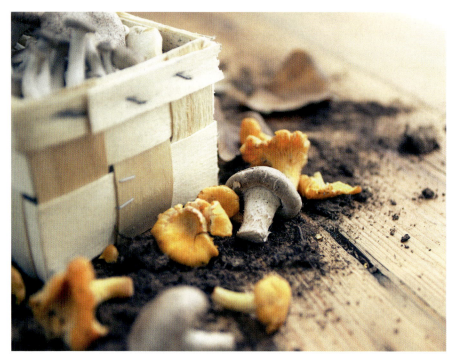

▲ Wunderbare Beute: selbst gesuchte Pilze!

Ein Besuch auf dem Bauernhof ist ein großartiges Erlebnis – für die Kleinen, aber mindestens genauso für die Großen! Und ganz ehrlich, ich selber wusste bis vor kurzem auch nicht, wie und an was Salatgurken wachsen. Man lernt also immer dazu. Wenn Sie in der Nähe eines Waldes wohnen, können Sie gemeinsame Spaziergänge einplanen, vielleicht finden Sie ein paar essbare Beeren oder Nüsse (beides gründlich vor Verzehr waschen) oder Sie sammeln mit einem Fachmann Pilze, die es am Abend auf knusprigem Röstbrot gibt. Hmm... lecker!

Wärmender Früchtepunsch für den Winter

Auch im Winter ist so einiges an Gemüseerlebnissen geboten. Zu Halloween gruseln sich die Kinder bei orangefarbener Kürbissuppe und Spaghetti mit roter Tomaten- bzw. Blutsauce. Die vielen, von den Bäumen runtergeplumpsten Äpfel und Birnen, werden zu gelbem Apfelmus verkocht und in Einmachgläsern haltbar gemacht. Am besten, Sie lassen Ihr Kind seine eigenen Etiketten beschriften: „Antonias Apfelkompott, gekocht im November 2008".

Gegen aufkommende Erkältungen helfen cremige Frucht-Smoothies (Seite 107) oder buntes Obst in knackiger Schokohülle (Seite 106). Und wenn es richtig kalt draußen wird und der erste Schnee fällt, schmecken im Ofen gebrutzelte Bratäpfel. Die kann man mit Nüssen oder mit Marzipan füllen – das ist also auch was für kleine Schleckermäuler. Trocknen Sie außerdem Apfelringe (Seite 55) – die können die Kleinen zwischendurch knabbern. Wenn Sie eine Saftpresse haben, pressen Sie frischen Saft aus Äpfeln, Orangen und Mandarinen und kochen sie einen wärmenden Früchtepunsch. Mit je einem Stück Zimt- und Vanillestange etwas ziehen lassen und nach einem langen Spaziergang oder einer Schlittenfahrt die Kleinen damit so richtig aufwärmen.

Wer isst was?

Timmi: „An Ostern esse ich am liebsten Schoko-Osterhasen und gefärbte Eier."

Ella: „Hmm... ich liebe es, wenn wir im Sommer zum Grillen an den See fahren!"

Leni: „Im Herbst feiern wir im Kindergarten immer das Erntedankfest und verschenken alle unser Lieblingsgemüse an die, die nicht so viel zu Essen haben."

Oskar: „Bei uns gibt's an Weihnachten immer Würstchen mit Kartoffelsalat. Bei meinem besten Freund Chrissi gibt's Fondue oder so ähnlich. Was das ist, weiß ich gar nicht, aber Chrissi mag es total gerne."

Strategie 4: Gemüse erleben

So haben alle Kinder dieser Welt bestimmt eine kleine Geschichte über Ess-Traditionen oder Feste mit den besten Gerichten zu erzählen. Auch Sie können Ihrem Kind ein paar Geschichten über typische Länderspezialitäten erzählen. So isst man an Weihnachten in fast jedem Land etwas anderes. Bei uns gibt's entweder Würstchen oder Fisch mit Kartoffelsalat oder eine üppige Ente

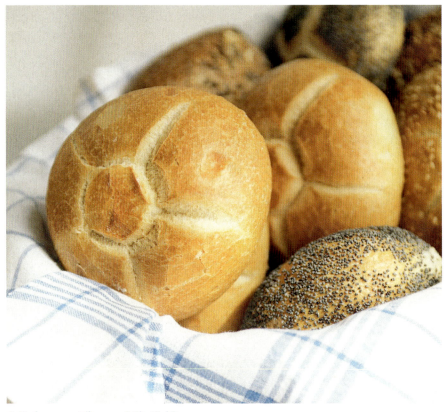

▲ Und was esst ihr zum Frühstück?

oder Gans. In England isst man Truthahn und Plum-Pudding. In Frankreich Austern und Schnecken und hinterher einen Buche de Noël, in Italien isst man erst nach Mitternacht und zwar Huhn mit Reis, gepökelten Fisch oder gefüllten Schweinefuß. In Dänemark kommen Ente, Pute, Kartoffeln und Rotkohl auf den Tisch und in Polen gibt's kein Weihnachtsmenü mit weniger als 12 Gerichten. Hierbei dürfen Karpfen, Rote-Bete-Suppe und Pasteten nicht fehlen.

Und das isst man zum Frühstück: In England gibt's Würstchen und Bohnen, in Frankreich essen Kinder vor der Schule ein feines Buttercroissant, in China gibt's Reis sogar schon zum Frühstück und in Amerika dicke Pfannkuchen mit Sirup. Und was gibt's bei euch? Belegte Brote oder Müsli mit Früchten? Vielleicht hat Ihr Kind ja auch eine Freundin oder einen Freund aus einem anderen Land – laden Sie sie ein und erzählen Sie immer abwechselnd, auf was man sich an Weihnachten, an Ostern, im Sommer und im Herbst immer wieder freut.

MEHR WISSEN

Kinderlebensmittel – nein danke!

Die kennen Sie, aber leider auch Ihr Kind: bunt und witzig verpackt, nur kleine Portionsgrößen und angeblich jede Menge Vitamine und Mineralstoffe drin – sogenannte Kinderlebensmittel. Am besten Sie lassen die Finger davon, denn weit über die Hälfte der süßen Snacks enthalten viel zu viel Zucker und Fett, doch leider auch viel zu wenige Vitamine. Geben Sie Ihrem Kind lieber ein Stück Obst, einen Becher Naturjoghurt oder eine Hand voll Nüsse für zwischendurch.

Strategie 4: Gemüse erleben

Gemüse im Knusperkörbchen

Das schmeckt nach Frühling!

Für 12 Körbchen:

- 12 Blätter Filoteig
- 200 g junger Blattspinat (ersatzweise TK-Blattspinat)
- 250 g Ricotta (italienischer Frischkäse)
- 4 EL Parmesan, frisch gerieben
- 2 Eier
- Salz und Pfeffer, frisch gerieben

Außerdem:

- 1 Muffin-Backform

- Die Filoteigblätter zu 12 etwa 10 cm × 10 cm großen Quadraten falten und in je eine Muffin-Mulde geben.

- Den Ofen auf 180 Grad vorheizen. Den Spinat waschen, in einem Topf in wenig Salzwasser kurz blanchieren, abgießen und mit dem Pürierstab fein pürieren.

- Spinat mit Ricotta, Eiern und Parmesan verrühren. Mit Salz und Pfeffer abschmecken. Die Spinatcreme in die Filoteigförmchen füllen und im Ofen (Mitte, Umluft) etwa 20 Min. backen. Die Törtchen schmecken nicht nur warm, sondern auch kalt sehr gut.

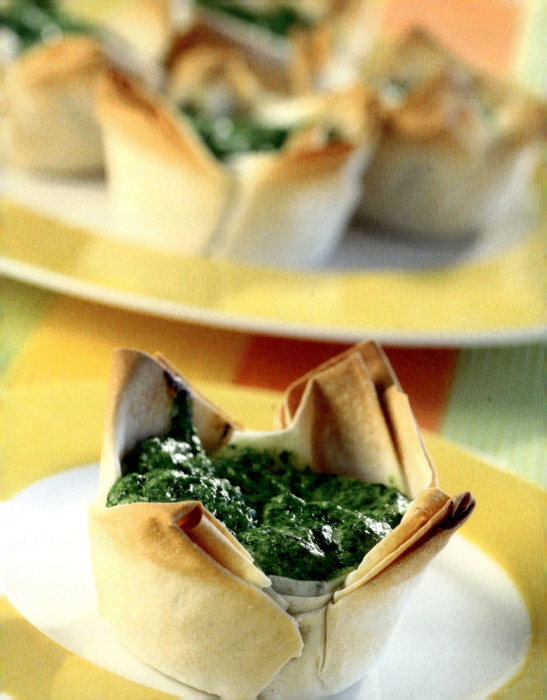

Strategie 4: Gemüse erleben

Röstis mit Kartoffel-Kürbis-Creme

Jetzt kommen Kürbis und Kartoffeln aufs Brot!

Für 2 Kleine und 2 Große:

200 g	junge Kartoffeln
200 g	Hokkaido-Kürbis
1	Knoblauchzehe
2 EL	Milch
3 EL	Olivenöl
	Salz	Pfeffer, frisch gemahlen
10	Scheiben Vollkornbaguette
2 EL	Parmesan, frisch gerieben

▎ Die Kartoffeln schälen, den Kürbis waschen und mit Schale in kleine Stücke schneiden. Kartoffeln und Kürbis in Salzwasser in etwa 15 Min. weich kochen. Beides abgießen und auskühlen lassen.

▎ Die Knoblauchzehe abziehen und fein würfeln. Die Milch über die Kartoffeln und den Kürbis geben. Mit dem Kartoffelstampfer die Kartoffeln und den Kürbis zerstampfen. 2 Esslöffel Öl untermischen und mit Knoblauch, Salz und Pfeffer würzen.

▎ Die Baguettescheiben mit dem restlichen Öl einpinseln und im Ofen etwa 5 Min. rösten. Die Röstbrote mit der Kartoffel-Kürbis-Creme dick bestreichen. Wer mag, kann noch frisch geriebenen Parmesan über die Brote streuen.

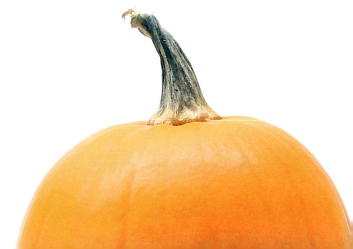

Birnen-Crumble

Frische Früchte unter der Knusperhaube!

- Die Birnen schälen, das Kerngehäuse entfernen und die Früchte vierteln. Die Viertel in kleine Würfel schneiden. Eine ofenfeste Form mit etwas Butter einfetten und die Birnenwürfel darin verteilen.

- Die Butter in einem Topf schmelzen. Zucker, Mehl und Mandeln mischen und mit der flüssigen Butter mit den Fingern zu Streuseln krümeln. Die Streusel über den Birnen verteilen. Im Ofen bei 180 Grad (Mitte, Umluft) 20 bis 25 Min. goldgelb überbacken.

Auch lecker: Äpfel, Kirschen, Aprikosen statt Birnen verwenden

Das passt dazu: 1 Becher Naturjoghurt mit 1 Teelöffel Vanillezucker süßen. Mit einem Löffel lauter Kleckse Vanille-Joghurt auf den gebackenen Crumble geben.

Für 2 Kleine und 2 Große:

- 500 g reife Birnen
- 200 g Butter
- 150 g Zucker
- 300 g Mehl
- 100 g Mandeln, gehobelt
- Butter für die Form

Strategie 4: Gemüse erleben

Erdbeertörtchen

Süß, cremig, duftig und luftig!

Für 12 kleine Törtchen:

Für den Biskuitteig:
- 5 Eier
- 50 g Zucker
- 100 g Mehl
- 1 TL abgeriebene Zitronenschale (unbehandelt)

Für die Erdbeercreme:
- 250 g Erdbeeren
- 200 g Schmand
- 2 EL Ahornsirup
- 12 Minzeblättchen

- Die Eier trennen, Eiweiß steif schlagen. Eigelb mit dem Zucker schaumig rühren, das Mehl nach und nach unterrühren. Die Zitronenschale untermischen. Den Eischnee vorsichtig unterheben.

- Den Ofen auf 160 Grad vorheizen. Ein Backblech mit Backpapier belegen. Den Teig auf dem Backpapier gleichmäßig verteilen. Biskuit im Ofen etwa 10 bis 12 Min. backen. Aus dem Ofen holen und auskühlen lassen.

- Die Erdbeeren waschen, putzen und halbieren, größere vierteln. Schmand mit Ahornsirup verrühren. Mit einer Tasse aus dem Biskuit 12 runde Böden ausstechen (die Reste schmecken für zwischendurch). Auf jedem Boden einen Löffel voll Creme streichen, die Erdbeeren darauf anrichten, mit Minzeblättchen garnieren.

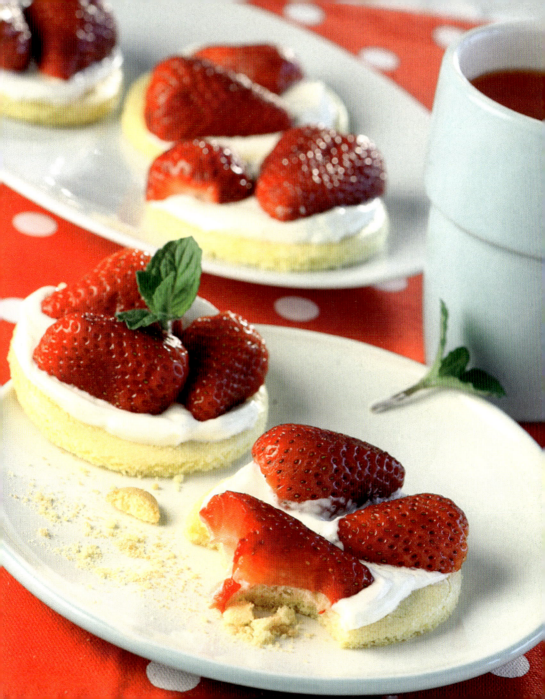

REZEPTE

Strategie 4: Gemüse erleben

Erdbeersuppe

Ein knallrotes Sommersüppchen!

Für 2 Kleine und 2 Große:

- 1 kg Erdbeeren
- 1 Stück Vanilleschote
- 1 EL Akazienhonig
- 4 Kugeln Vanilleeis

- Die Erdbeeren waschen und putzen. Ein paar Erdbeeren klein schneiden und zur Seite legen.

- Die restlichen Erdbeeren in einem Topf mit der Vanilleschote erhitzen und weich kochen. Mit dem Pürierstab fein pürieren, mit Honig süßen.

- Die Vanilleschote rausfischen und die Suppe in vier tiefen Tellern verteilen. Über jeden Teller ein paar Erdbeerstücke streuen und mit je einer Kugel Vanilleeis servieren.

Tipp
Ein paar Pistazienkerne über die Suppe streuen!

Kompott aus Äpfeln

Geht schnell und schmeckt als Beilage oder einfach nur so!

- Die Äpfel schälen, vierteln, das Kerngehäuse entfernen. Die Äpfel in einem Topf mit etwas Wasser zum Kochen bringen und so lange kochen, bis sie weich sind. Mit dem Pürierstab pürieren und mit Zimt abschmecken.

Für 2 Kleine und 2 Große:

2 kg süße Äpfel (Jonagold, Elstar, Rubinette)
2 TL Zimt, gemahlen

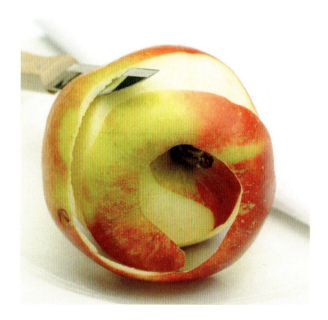

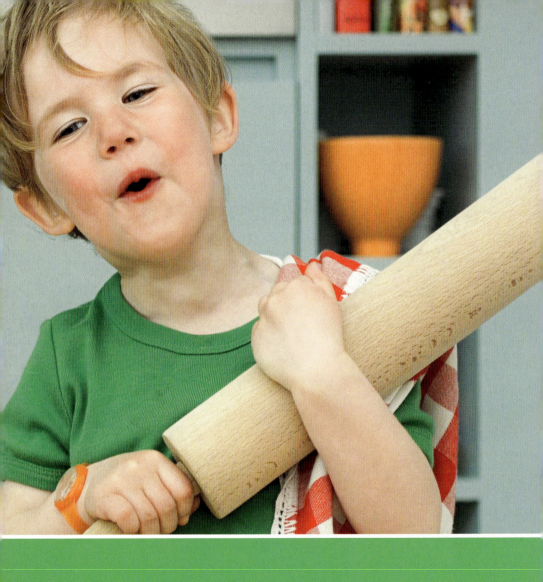

Strategie 5: Wir feiern eine Gemüseparty

Da spreche ich aus Erfahrung: Gemeinsam kochen macht Spaß und gemeinsam Essen schmeckt einfach besser! Was bei uns in der KinderKüche Alltag ist und immer funktioniert, darf ab und zu nun auch bei Ihnen zu Hause Einzug halten. Deshalb springen Sie über Ihren Schatten und überlassen Sie die Küche mal ganz den kleinen Köchen und Küchenfeen. Mit ein paar lieb gemeinten Regeln für die Gourmets von morgen gibt's auch keinen Ärger und die Gemüseparty kann beginnen.

Das können die Kleinen schon ganz alleine

Vielleicht trauen Sie es Ihrem Kind mit seinen drei, vier, fünf oder sechs Jahren einfach noch nicht zu, in der Küche selbst Hand anzulegen. Ihre Angst ist groß, dass es sich in die Fingerchen schneidet, die Hand verbrennt, heißes Wasser über die Füße kippt und nicht zuletzt die gesamte Küche in ein Schlachtfeld verwandelt. Ist ja sonst im Wohn- und Kinderzimmer auch nicht anders. Ihre Sorge ist berechtigt und ganz ohne ein paar Regeln und natürlich auch Anweisungen, wie was in der Küche funktioniert, geht's natürlich nicht. Aber trauen Sie Ihrem Kind ruhig etwas zu. Wenn Sie Ihm ein paar Mal den Umgang mit den Küchenutensilien erklärt haben, wird es Ihre Ratschläge sicher beherzigen und versuchen, diese so gut es eben geht, umzusetzen. Und die Kleinen können mehr als man denkt. Da wird aufs Genaueste in akkurate Würfelchen geschnitten, der letzte Teigrest in die Form gelöffelt und geschnittenes Gemüse wunderschön auf Tellern angerichtet. Natürlich können Sie gerne dabeibleiben oder auch einfach mitschnippeln, rühren oder kneten. Gemeinsam macht Kochen und Backen eh am meisten Spaß.

Strategie 5: Wir feiern eine Gemüseparty

Spiele rund ums Essen und Kochen

MIT ALLEN SINNEN

Diese Spiele machen mit einer ganzen Horde Kinder am meisten Spaß.

Schmeck mal!

Verbinden Sie Ihrem Kind und seinen Freunden die Augen und lassen Sie die Kleinen verschiedene Lebensmittel probieren. Es sollte auf alle Fälle etwas Süßes, etwas Salziges, etwas Saures und etwas Bitteres dabei sein. Sie werden staunen, dass plötzlich ungeliebte Obstsorten mit verbundenen Augen gar nicht mehr so schlecht schmecken.

Riech mal!

Lassen Sie die Kleinen nun an einigen vorbereiteten Lebensmitteln schnüffeln. Die Kinder sitzen mit geschlossenen Augen im Kreis und riechen an Zitronenschale, Bananenschale, Kaffee, verschiedenen Gewürzen, Zwiebeln, Tee, aber auch an Zahnpasta und Seife.

Fühl mal!

Ein Rezept besteht immer aus mehreren Zutaten. Geben Sie einen undurchsichtigen Beutel mit all den Zutaten aus dem Rezept im Kreis herum. Die Kinder dürfen aufschreiben oder malen, was sie ertastet haben. Und los geht's in die Küche – die Zutaten sind ja alle schon gefunden.

Schau mal!

Schaut genau hin, denn jedes Kind malt eine Zutat aus dem Rezept auf eine Tafel. Die anderen Kinder erraten so die leckeren Zutaten, mit denen anschließend gekocht wird.

Hör mal!

Ein paar Kinder verlassen den Raum und kommen nach kurzer Zeit einzeln in die Küche. Die Kinder versuchen mit geschlossenen Augen, Geräusche zu erraten. Je nachdem, was auf der Kochparty zubereitet wird, können die Kinder verschiedene Geräusche erraten:

Spiele rund ums Essen und Kochen

- Nüsse knacken (für den Obstsalat)
- Mehlsieben (für den Kuchen- oder Plätzchenteig)
- Rühren mit dem Mixer (für den Pizzateig)
- Ei aufschlagen (für ein buntes Rührei)
- Kürbis schneiden (für die Suppe)
- außerdem: Luftballon aufblasen, Finger schnippen, Papier zerreißen, mit dem Schlüsselbund klappern

Pizzamassage!

Lassen Sie immer zwei Kinder zusammen gehen. Ein Kind legt sich auf den Bauch, das andere massiert den Rücken. Die Kinder lernen spielerisch die Abfolge von Pizza zubereiten, bevor es in die Küche geht. Erzählen Sie in einfachen Worten, wie man eine Pizza bäckt und zeigen Sie passende Bewegungen dazu, die auf dem Rücken der Kinder ausgeführt werden. Zuerst knetet man den Teig, dann schneidet man Tomaten und Gemüse, dann rollt man den Teig aus, dann belegt man sie und schließlich wird sie in den Ofen geschoben. Nach dem Spiel können die Kleinen ihre eigene echte Pizza backen.

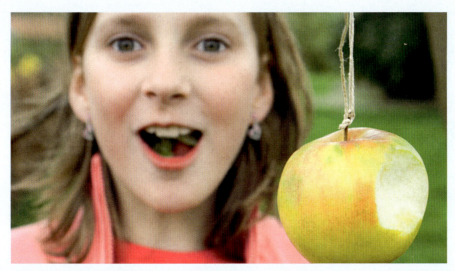
▲ Uups, gar nicht gemerkt, dass es ein Apfel ist!

Strategie 5: Wir feiern eine Gemüseparty

Aufräumen gehört dazu

Seltsam, aber wahr: Für mich gab es als kleines Mädchen nichts Schöneres, als die Küche meiner Mutter jeden Samstag auf Hochglanz zu bringen. Alle Schubladen aus und wieder einräumen, alles schön ordentlich hinstellen, die Lebensmittel sortieren und die Ablagen schrubben. Wenn's auch heute nicht mehr ganz so perfekt ist, ich habe gelernt, dass es sich in einer sauberen Küche viel, viel besser kocht. Deshalb tun Sie sich etwas Gutes und zeigen Sie Ihrem Kind, wie und wann es nach dem Kochen etwas sauber machen soll. Die Arbeitsfläche nach jedem Arbeitsschritt reinigen, Gemüseschalen direkt in den Biomüll, Fleisch und Wurstwaren wenn möglich nur auf Plastikbrettchen schneiden und benutzte Schüsseln ab in die Spüle. Beim Spülen, Abtrocknen und Verräumen kann Ihr Kind ebenso mithelfen. Wenn Sie Ihrem Kind von Anfang an erklären, dass das Saubermachen einfach dazu gehört, wird die Küche – nicht nur samstags – picobello sauber sein.

Spiele für ältere Gemüsemuffel

Phantasiemenü

Jedes der Kinder bringt sein Lieblingsgemüse oder sein Lieblingsobst von zu Hause mit. Dazu noch eine weitere Zutat wie z. B. Mehl, Eier, Milch, Schinken, Joghurt, Quark, Schokolade, Blätterteig. Die Kinder legen die Zutaten auf den Tisch und überlegen sich, was man daraus Leckeres zubereiten kann. Helfen Sie den Kleinen auf die Sprünge. Vielleicht gibt es eine bunte Gemüsesauce oder eine Lasagne, eine kunterbunte Überraschungspfanne oder versteckte Früchtchen im Blätterteig.

Obstsalat

Die Kinder teilen sich in vier bis fünf Obstgruppen ein und setzen sich in einen Kreis. Ein Kind sitzt in der Mitte und ruft eine Obstgruppe z. B. „Birnen" auf. Alle Birnen müssen nun schnell die

Plätze wechseln. Dabei versucht das Kind in der Mitte, auch einen Platz zu ergattern. Wer übrig bleibt, ruft erneut eine Obstgruppe auf. Wird „Obstsalat" ausgerufen, müssen alle Kinder die Plätze wechseln.

Gemüsekorb

Füllen Sie einen großen Korb mit vielen unterschiedlichen Obst- und Gemüsesorten. Stellen Sie den Kindern viele Fragen, auf die sie antworten können:
- Wer mag gerne Brokkoli und was kann man mit Brokkoli kochen?
- Wer mag Möhren und wofür sind Möhren gut?
- Wer hat schon mal Mangold gegessen?
- Wie wachsen Erdbeeren, Kartoffeln, Gurken?
- Wer hilft zu Hause beim Kochen?
- Wer isst gerne Salat und welchen am liebsten?

Gemüsememory

Lassen Sie die Kinder mindestens 20 verschiedene Obst- und Gemüsesorten fotografieren. Die Bilder doppelt ausdrucken und auf Pappe kleben. Fertig ist ein selbstgebasteltes Gemüsememory.

Gemüsetabu

Entwerfen Sie einen Stapel Spielkarten, die Obst- und Gemüsesorten zeigen. Finden Sie zu jedem Begriff drei Schlagworte, die man beim Erklären nicht verwenden darf. Der zu erklärende Begriff ist z. B. Möhre. Der Spieler der seiner Gruppe den Begriff erklären soll, darf die drei darunter stehenden Begriffe wie z. B. orange, Rübe, Boden nicht verwenden. Es werden zwei Gruppen gebildet. Ein Kind erklärt seiner Gruppe einen Begriff, ohne die drei Wörter zu verwenden. Die anderen raten. Für jedes erratene Gemüse gibt es einen Punkt. Weitere Beispiele:
- Zwiebel: rund, weinen, Tränen
- Brokkoli: grün, Kohl, Auflauf
- Mais: gelb, Körner, Feld
- Zitrone: sauer, lustig, Eis

Strategie 5: Wir feiern eine Gemüseparty

Meine Gemüseparty

In der KinderKüche feiern wir unglaublich viele Kochpartys – und die sind meistens auch richtige Gemüsepartys, denn Frisches kommt immer mit ins Essen. Da hat so mancher skeptische Gemüse- und auch Kochmuffel noch bis zur allerletzten Sekunde in der Küche gestanden und das Essen überwacht. Manche Nachwuchsköche kriegen wir gar nicht mehr raus aus der Küche. Denn kaum lässt man die Kleinen selber Hand anlegen, nimmt sie dabei fürchterlich ernst und ermuntert sie, wie toll sie das schon machen, wird auch im Anschluss mit großer Freude und voller Stolz jedes Gemüsegericht verspeist. Und wenn's trotzdem doch nicht ganz so schmeckt, probieren wollen immer alle! Damit auch alles gut geht, alle Finger dran bleiben und Sie als Eltern während der Party gelassen bleiben können, gibt's hier ein paar Tipps für die Kochparty.

Vor der Party: Einkaufen (aber nichts Süßes, das putscht die Kinder nur auf), Arbeitstisch mit allen nötigen Küchenwerkzeugen vorbereiten, Lebensmittel bereitlegen, Lappen verteilen, evtl. kleine Schürzen nähen (umgebundene Geschirrhandtücher tun's auch), bunte Becher eindecken, Getränke bereit stellen, Spiele für zwischendurch vorbereiten.

Zeitplan: Erstellen Sie einen Zeitplan – in drei Stunden schafft man schon viel. Mindestens aber ein Hauptgericht wie Pizza, kleine Gemüsetörtchen, gefülltes Gemüse, bunte Gemüsespieße und jeweils einen bunten Salat dazu. Und für die Schleckermäuler kommen noch Muffins, Cookies oder Brownies in den Ofen. Wenn diese hübsch verziert und eingepackt sind, hat jedes Kind noch etwas zum Mitnehmen für zu Hause.

Hände waschen: Vor dem Kochen und nach jedem Arbeitsschritt die Hände waschen. Legen Sie ausreichend Handtücher ins Bad. Auch Hände waschen, bevor man sich zum Essen an den Tisch setzt!

Anleiten: Erklären Sie jeden Arbeitsschritt und zeigen Sie es einmal allen

Meine Gemüseparty

Kindern. Fragen Sie, wer schon Erfahrung im Schneiden hat. Kindern, die noch nie ein Messer in der Hand hatten, alles ausführlich erklären und beim Schneiden beobachten und ggf. helfen.

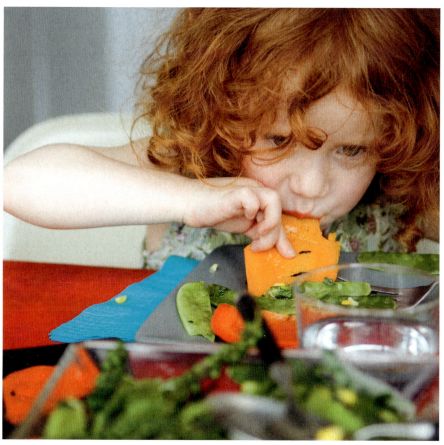

▲ Gar nicht schlecht, so eine Gemüseparty!

Strategie 5: Wir feiern eine Gemüseparty

Erste Hilfe: Falls sich doch mal ein Kind in den Finger schneidet: bunte Pflaster und eine Tapferkeitstablette (Bonbon oder Schokolade) bereitlegen.

Pausen machen: Die Kinder sollen viel trinken, und kleine Spiele im Sitzen für zwischendurch entspannen die Beine und machen Lust auf mehr. Nach ein paar Minuten werden sowieso alle rufen: Wann geht's endlich weiter? Für die, die nicht mehr können: Tisch schön decken und mit selbstgemalten Tischkärtchen und gefalteten Servietten dekorieren.

Für Oma und Opa

Bestimmt haben Sie schon gemerkt, dass es den Kleinen richtig viel Spaß macht, selber ein bisschen zu schnippeln, zu rühren, zu kneten und zu dekorieren. Das Schönste ist, wie ich finde, der unbändige Stolz, mit dem die kleinen Köche ihre selbstgekochten Speisen auf den Tisch tragen und die Eltern oder Verwandten probieren lassen. „Schau mal Mama, das hab ich ganz alleine gekocht" oder „Mama, ich hab' für Papa extra was übrig gelassen, dann kann er auch probieren, was ich heute gekocht habe". Solche Sätze hören wir in der KinderKüche tagtäglich – und nicht nur die kleinen Sterneköche und Küchenfeen sind stolz, auch wir freuen uns immer und immer wieder, dass es tatsächlich funktioniert: Kinder haben Spaß am Kochen und lieben gesundes Essen!

Da Ihr Kind jetzt schon ganz gut mithelfen kann, können Sie das Kochen auch immer öfter in Ihre Freizeit integrieren. Am Wochenende werden die Großeltern, die Tante oder der Patenonkel eingeladen und gemeinsam bekocht. Oder alle helfen und bringen ein gesundes Sonntagsmenü auf den Tisch. So können Oma und Opa ein paar ihrer Kochgeheimnisse oder ein paar immer funktionierende Tipps und Tricks verraten. Die gibt's nämlich immer noch und machen das gemeinsame Kochen fast schon zu einer kleinen Zeitreise. Vielleicht weckt das in Ihnen viele schöne

Für Oma und Opa

Kindheitserinnerungen? Und in ein paar Jahren kann Ihr Kind die Geschichten der gemeinsamen Kocherlebnisse mit der ganzen Familie an die eigenen Kinder weitergeben.

Pippi Langstrumpf und die kochende Ratte

Pippi Langstrumpf war schon immer Vorbild für kleine Mädchen und Jungs. Und auch Pippi liebt Spaghetti und kocht sich lauter leckere Gerichte wie z. B. Nagelsuppe. Aber, und das stimmt auch, bei Pippi Langstrumpf steht immer eine große Schüssel mit frischem Obst und Gemüse auf dem Tisch. Das können Sie Ihren Kleinen ruhig auch mal zeigen, denn davon wird Pippi noch stärker und hat noch mehr tolle Einfälle.

Remy, die freche Ratte aus dem Film Ratatouille, ist ein richtiger kleiner Feinschmecker. Er liebt gutes Essen und kocht sich und seinen Freunden nur das Allerbeste. Los geht's mit leuchtend orangefarbener Gemüsesuppe, einem hohen Turm aus Gemüsetalern und leckeren Trauben-Käse-Spießchen. Zum Schluss gibt's noch ein Mini-Erdbeertörtchen – ganz so wie bei Euch zu Hause.

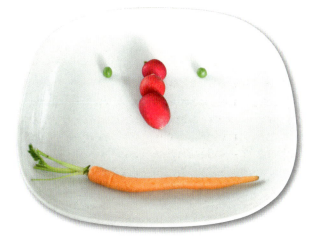

Strategie 5: Wir feiern eine Gemüseparty

REZEPTE

Pizza! Pizza!
Keine Angst vor Hefeteig – er gelingt garantiert!

Für 4 kleine Mini-Pizzas oder 1 Backblech:

Für den Hefeteig:
- 500 g Mehl
- 1 EL Salz
- 1 Würfel Bäckerhefe
- 250 ml Wasser, lauwarm
- 1 EL Zucker

Für den Belag:
- 200 ml passierte Tomaten
- 2 EL italienische Kräuter
- 1 TL Zucker
- Salz | Pfeffer, frisch gemahlen
- 200 g buntes Gemüse (Paprika, Champignons, Zuckermais)
- 100 g gekochter Schinken oder Salami
- 2 Kugeln Mozzarella

▌ Für den Teig das Mehl mit dem Salz in eine große Schüssel sieben. Hefe und Zucker im Wasser auflösen. Das Mehl dazugeben und mit den Knethaken des Handrührgeräts zu einem Teig kneten. Die Schüssel mit einem Küchentuch abdecken und den Teig an einem warmen Ort etwa 30 Min. gehen lassen.

▌ Die Tomaten mit den Kräutern, Zucker, Salz und Pfeffer würzen. Das Gemüse waschen, putzen und in kleine Würfel oder Scheiben schneiden. Schinken in Streifen schneiden, den Mozzarella in kleine Stücke zupfen.

▌ Den Backofen auf 180 Grad vorheizen. Den Teig kräftig durchkneten, zu vier kleinen Pizzas ausrollen und auf ein mit Backpapier ausgelegtes Backblech legen. Die Tomatensauce auf den Pizzaböden verteilen und die Pizzas nach Belieben belegen. Im Ofen (Mitte, Umluft) etwa 20 Min. backen.

Das können alle: Helfen Sie beim Abwiegen und beim Schneiden. Kneten, Ausrollen, Belegen, das können die kleinen Pizzabäcker ganz alleine.

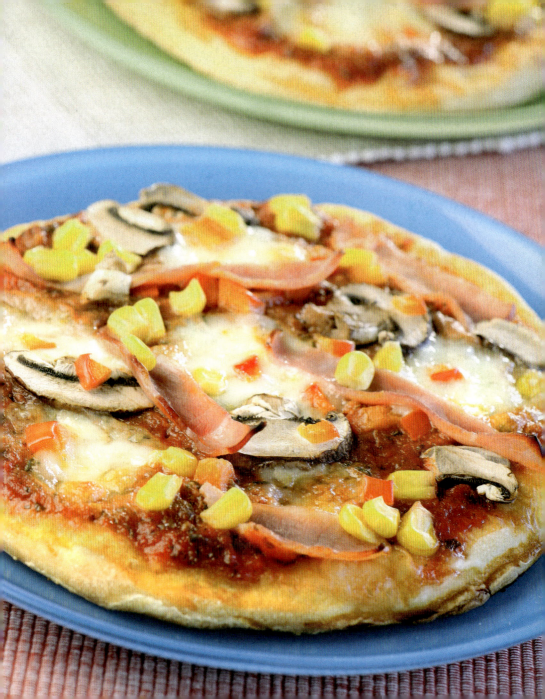

Strategie 5: Wir feiern eine Gemüseparty

Kinder-Hamburger

Achtung: Burger mit Knusperfüllung!

Für 4 große Burger:

1 ×	Rezept Hefeteig von Seite 100
4	große Salatblätter
¼	Salatgurke
2	Tomaten
100 g	Hackfleisch, gemischt
100 g	Möhren, fein geraspelt
50 g	Erdnüsse
2	Eier
5 EL	Semmelbrösel
	Salz	Pfeffer, frisch gemahlen
4 EL	Rapsöl

▌ Den Hefeteig wie auf Seite 100 beschrieben zubereiten. Aus dem Teig vier große Brötchen formen, flach drücken und im vorgeheizten Backofen (180 Grad, Mitte, Umluft) in 20 Min. goldgelb backen.

▌ Die Salatblätter waschen und trocken schütteln. Die Gurke schälen und in dünne Scheiben schneiden. Tomaten waschen und in dünne Scheiben schneiden.

▌ Hackfleisch mit den Möhren, Erdnüssen, Eiern und Semmelbröseln zu einem Teig verkneten. Mit Salz und Pfeffer würzen. Vier große Frikadellen formen und in einer beschichteten Pfanne im Öl von beiden Seiten 4 bis 5 Min. anbraten.

▌ Die Brötchen aus dem Ofen holen, kurz auskühlen lassen, längs halbieren und mit der Frikadelle, Salat, Gurke und Tomate belegen.

Das können alle: Brötchen- und Fleischteig zubereiten, Brötchen und Frikadellen formen. Gurke und Tomate in Scheiben schneiden. Die Frikadellen braten dürfen Sie!

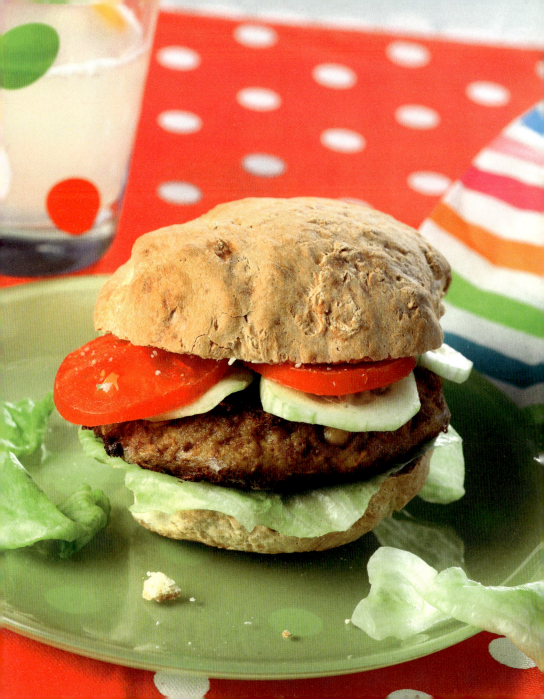

Strategie 5: Wir feiern eine Gemüseparty

Pfannkuchenbüfett

Belegen, aufrollen, reinbeißen – wunderbar!

Mind. 4 Portionen zum Sattwerden

Für die Pfannkuchen:
- 4 Eier
- 300 g Mehl
- 600 ml Milch
- 1 Pr. Salz

Für die Füllung:
- 6 Blätter Eisbergsalat
- 1 gelbe Paprikaschote
- ½ Salatgurke
- 200 g Mais (tiefgekühlt)
- 200 g Hähnchenbrust
- Salz | Pfeffer, frisch gemahlen
- 100 g Gouda, frisch gerieben
- 200 g Sauerrahm

▌ Die Eier mit Mehl, Milch und Salz zu einem glatten, zähflüssigen Teig rühren. Aus dem Teig in einer beschichteten Pfanne mindestens acht Pfannkuchen backen, auf einem Teller im Ofen warm halten.

▌ Den Salat waschen, in feine Streifen schneiden. Die Paprikaschote und die Gurke waschen, putzen und das Fruchtfleisch in kleine Würfel schneiden. Mais, Salat, Paprika, Gurke und Mais in kleinen Schüsseln anrichten.

▌ Die Hähnchenbrust sehr klein schneiden und in einer Pfanne in etwas Öl knusprig anbraten, in eine kleine Schüssel geben. Käse und Sauerrahm in Schüsselchen füllen. Pfannkuchen aus dem Ofen nehmen, mit allem belegen, aufrollen und reinbeißen.

Das können alle: Hier darf jedes Kind jeden Schritt mitmachen – geht alles ganz einfach. Nur nicht vergessen, die Hände zwischen den einzelnen Arbeitschritten zu waschen.

Auch lecker: klein geschnittene Äpfel, Bananen oder Beeren

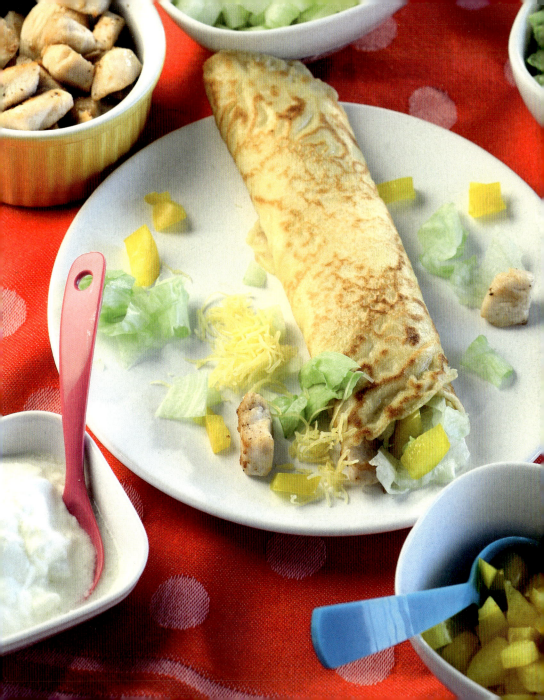

REZEPTE

Strategie 5: Wir feiern eine Gemüseparty

Obst-Schoko-Spieße

Fruchtig-süße Leckerbissen für Obstmuffel.

Für 12 Spieße:

- 3 Bananen
- 12 große Erdbeeren
- 1 Hand voll kernlose Weintrauben
- 2 Äpfel
- 12 rosa Marshmallows
- 150 g Zartbitterschokolade

Außerdem:

- 12 Holzspieße

▎ Die Bananen schälen und in etwa 1,5 cm dicke Scheiben schneiden. Die Erdbeeren waschen, den Stielansatz entfernen und die Früchte halbieren. Die Weintrauben waschen und von den Stielen zupfen. Die Äpfel waschen, schälen, das Kerngehäuse entfernen. Die Äpfel in Würfel schneiden.

▎ Die Schokolade im Wasserbad schmelzen. Die Früchte und die Marshmallows kunterbunt auf die Spieße stecken. Mit einem Löffel geschmolzene Schokolade über die Obst-Spieße laufen lassen. Wer mag kann die Schokolade mit bunten Zuckerstreuseln verzieren.

Das können alle: Und zwar alles! Nur Vorsicht beim heißen Wasserbad, die Schüssel nicht ohne Topflappen anfassen.

Regenbogen-Smoothie

Bunte Streifen im Glas, frisch gemixt.

- Jede der drei Obstsorten waschen, ggf. schälen und einzeln mit 50 g Joghurt und 2 Esslöffeln crushed Ice im Mixer durchmixen. Nacheinander in 4 schöne Gläser füllen und mit je einem bunten Strohhalm und einem Cocktailschirmchen servieren.

Für 4 Gläser (200 ml):

- 200 g Himbeeren (frisch oder tiefgekühlt)
- 2 Bananen
- 4 reife Aprikosen
- 200 g Blaubeeren
- 200 g Naturjoghurt

Außerdem:

- 8 EL crushed Ice oder etwa 20 Eiswürfel (mit dem Hammer zwischen einem Küchentuch klein schlagen)
- 4 bunte Strohhalme
- 4 kleine Cocktailschirmchen

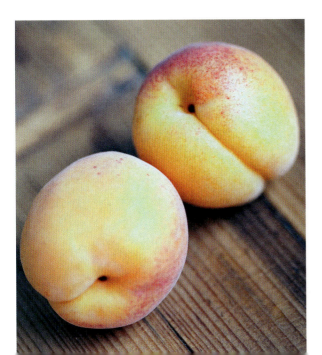

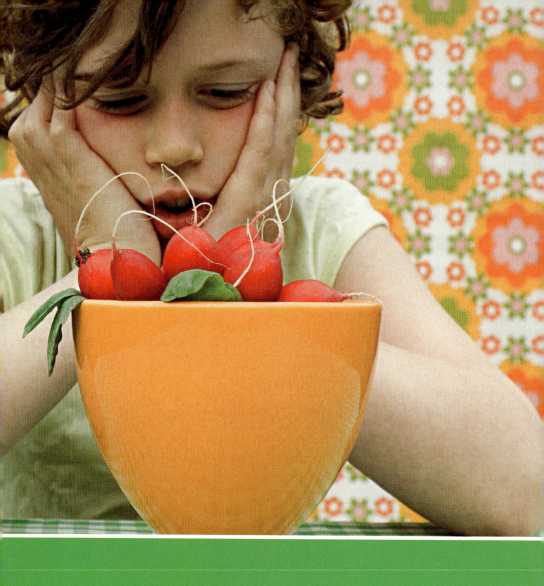

Strategie 6: Wenn gar nichts hilft

Vitamine und Mineralstoffe aus anderen Nahrungsmitteln

Natürlich war das so nicht gedacht – dass gar keine der bisher beschriebenen Strategien Wirkung zeigt. Ich hoffe schwer, dass Ihr kleiner Gemüsemuffel mittlerweile nicht mehr ganz so mufflig am Tisch sitzt und Sie nicht mehr permanent volle Teller abräumen müssen, weil Ihr Kind außer Nudeln nichts anderes anrührt. Vielleicht hat sich ja mittlerweile eine Gemüsesorte als gar nicht so schlecht herausgestellt, doch mit nur einer einzigen Erweiterung im Speiseplan ist's natürlich noch lange nicht getan! Deshalb gibt's hier für die ganz Verzweifelten ein paar Ideen, wie Sie ganz ohne Obst und Gemüse Vitamine aus anderen Nahrungsmittelgruppen ins Essen packen.

Vitamine und Mineralstoffe aus anderen Nahrungsmitteln

Vitamine gibt es eine ganze Menge. Die gute Nachricht aber ist, sie stecken nicht nur in Obst und Gemüse, sondern auch in einer Vielzahl anderer Nahrungsmittel wie Fleisch, Hülsenfrüchte, Nüsse, Pflanzenöl und Milchprodukten. Aus diesen Nahrungsmitteln ein ausgewogenes und frisches Mittagessen zuzubereiten ist natürlich etwas schwieriger. Sollten Sie es dennoch auf diese Weise versuchen, achten Sie darauf, Ihrem Kind zwei- bis dreimal pro Tag einen frisch gepressten Saft zu trinken zu geben. Die Säfte können Sie auch mit Mineralwasser verdünnen, so schmeckt der Saft nicht zu süß und nicht zu sauer.

Strategie 6: Wenn gar nichts hilft

Vitamin A

Vitamin A steckt hauptsächlich in tierischen Nahrungsmitteln, aber auch in Form von Carotinoiden (als Provitamin A) in gelben, orangefarbenen und roten Gemüsesorten. Ihr Kind benötigt Vitamin A für das Wachstum und für gutes Sehen. Außerdem sind Carotinoide wichtige Radikalefänger. Mag Ihr Kind zum Abendbrot gerne ein Leberwurstbrot? Wunderbar, mit einem Glas Milch dazu ist damit für eine Menge Vitamine gesorgt.

Empfehlungen für die tägliche Vitamin-A-Zufuhr

	Thunfisch, frisch	Leberwurst, grob	Leberwurst, fein
1 bis 6 Jahre (0,6–0,7 mg Vit. A), enthalten in:	130–150 g	7–8 g	35–40 g
7 bis unter 13 Jahre (0,8–0,9 mg Vit. A), enthalten in:	170–200 g	9–10 g	47–52 g

Vitamin D

Vitamin D benötigt der Körper für den Knochenaufbau und kann vom Körper selbst hergestellt werden – in der Haut, wenn Sonne auf sie scheint. Deshalb gehen Sie mit Ihrem Kind so oft wie möglich ins Freie, denn das kurbelt die Vitamin-D-Bildung an. Besonders viel Vitamin D steckt in Fleisch und fettem Fisch wie Hering oder Lachs.

Empfehlungen für die tägliche Vitamin-D-Zufuhr

	Lachs, frisch	Eier
1 bis unter 13 Jahre ($5\,\mu g$ Vit. D), enthalten in:	31 g	2 Eier, Größe M

Vitamine und Mineralstoffe aus anderen Nahrungsmitteln

Vitamin E

Vitamin E schützt ungesättigte Fettsäuren vor dem Angriff freier Radikale. Es wirkt deshalb als Antioxidans. Am meisten Vitamin E ist in pflanzlichen Ölen wie Raps- oder Sonnenblumenöl und besonders in Weizenkeimöl enthalten. Viel Vitamin E steckt auch in Nüssen. Eine Hand voll Nüsse versorgt Ihr Kind also täglich mit einer gesunden Portion.

Empfehlungen für die tägliche Vitamin-E-Zufuhr

	Frühstücksflocken, Kleieflocken	Haselnüsse	Mandeln	Sonnenblumenkerne	Rapsöl	Sonnenblumenöl	Weizenkeimöl
1 bis 6 Jahre (5–8 mg Vit. E), enthalten in:	40–60 g	20–30 g	20–35 g	25–40 g	15–25 g	10–15 g	3–4 g
7 bis unter 13 Jahre (9–11 mg Vit. E), enthalten in:	70–90 g	35–40 g	35–45 g	40–50 g	30–35 g	18–22 g	5–6 g

Strategie 6: Wenn gar nichts hilft

Vitamin K

Wer viel grünes Blattgemüse und Salat isst, ist bestens mit Vitamin K versorgt. Vitamin K ist wichtig für die Blutgerinnung und Knochenbildung. Mit Haferflocken, Kichererbsen und Speisequark klappt's aber auch!

Empfehlungen für die tägliche Vitamin-K-Zufuhr

	Speisequark 40%	Eier	Butter	Haferflocken, Vollkorn	Kichererbsen	Cashewnüsse	Weizenkeimöl
1 bis 6 Jahre (15–20 µg Vit. K), enthalten in:	30–40 g	1	25–33 g	25–32 g	9–12 g	57–70 g	25–35 g
7 bis unter 13 Jahre (30–40 µg Vit. K), enthalten in:	60–80 g	1–2	50–60 g	50–65 g	18–25 g	115–150 g	50–65 g

Vitamin B_1

B-Vitamine regulieren Kohlenhydrat-, Fett- und Eiweißstoffwechsel. B-Vitamine stecken viel in Obst und Gemüse, aber auch in Fleisch und Getreide. Vitamin B_1 stärkt die Nerven und Muskeln.

Vitamine und Mineralstoffe aus anderen Nahrungsmitteln

Empfehlungen für die tägliche Vitamin-B₁-Zufuhr

	Schweine-fleisch/-schnitzel	Cornflakes	Erdnüsse, ungesalzen	Sonnen-blumenkerne	Pinienkerne
1 bis 6 Jahre (0,6–0,8 mg Vit. B₁) enthalten in:	75–100 g	50–66 g	66–88 g	30–40 g	45–60 g
7 bis unter 13 Jahre (1,0–1,2 mg Vit. B₁), enthalten in:	125–150 g	80–100 g	110–130 g	50–60 g	75–90 g

Vitamin B₂

Vitamin B_2 ist für eine Vielzahl von Stoffwechselvorgängen notwendig.

Empfehlungen für die tägliche Vitamin-B₂-Zufuhr

	Kleieflocken	Cornflakes	Milchprodukte	Leberwurst, mager
1 bis 6 Jahre (0,7–0,9 mg Vit. B₂) enthalten in:	43–56 g	53–69 g	390–500 g	60–80 g
7 bis unter 13 Jahre (1,1–1,4 mg Vit. B₂), enthalten in:	68–88 g	84–107 g	600–700 g	100–120 g

Strategie 6: Wenn gar nichts hilft

Vitamin B_6

Vitamin B_6 ist ein wichtiger Muskelaufbaustoff.

Empfehlungen für die tägliche Vitamin-B_6-Zufuhr

	Haferflocken, Vollkorn	Vollkornbrot	Lachs	Kürbiskerne	Walnüsse
1 bis 6 Jahre (0,4–0,5 mg Vit. B_6) enthalten in:	43–56 g	2–3 Scheiben	40–50 g	44–55 g	45–57 g
7 bis unter 13 Jahre (0,7–1,0 mg Vit. B_6), enthalten in:	68–88 g	4–5 Scheiben	70–100 g	77–110 g	80–114 g

Vitamin B_{12}

Vitamin B_{12} und Folsäure sind an der Zellteilung und der Blutbildung beteiligt.

Empfehlungen für die tägliche Vitamin-B_{12}-Zufuhr

	Milchprodukte (Milch, Naturjoghurt)	Frischkäse	Camembert	Emmentaler	Eier	Rotbarsch
1 bis 6 Jahre (1,0–1,5 µg Vit. B_{12}) enthalten in:	250–375 g	50–75 g	32–48 g	33–50 g	1	25–40 g
7 bis unter 13 Jahre (1,8–2,0 µg Vit. B_{12}), enthalten in:	450–500 g	90–100 g	58–65 g	60–66 g	1–2	47–52 g

Vitamine und Mineralstoffe aus anderen Nahrungsmitteln

Vitamin C

Wichtig für die Immunabwehr gegen Infekte. Außerdem: es wirkt antioxidativ, d. h. es macht freie Radikale unschädlich. Mit zwei Gläsern frisch gepresstem Orangensaft ist der tägliche Bedarf Ihres Kindes gedeckt.

Empfehlungen für die tägliche Vitamin-C-Zufuhr

	Frühstücks-, Kleieflocken	Sanddorn-beerensaft	Acerolasaft	Orangensaft
1 bis 6 Jahre (60–70 mg Vit. C) enthalten in:	80–90 g	22–26 g	6–7 g (1 TL)	140–165 g
7 bis unter 13 Jahre (80–90 mg Vit. C), enthalten in:	105–120 g	30–33 g	8–9 g (1 EL)	190–210 g

Kalzium

Kalzium sorgt für den Aufbau und Erhalt von Zähnen und Knochen. In Zeiten von Wachstum ist Kalzium deshalb von großer Bedeutung für Ihr Kind.

Empfehlungen für die tägliche Kalzium-Zufuhr

	Milchprodukte, Milch, Naturjoghurt	Käse (45%)	Kalziumreiches Mineralwasser
1 bis 6 Jahre (600–700 mg Kalzium) enthalten in:	500–580 g	60–70 g	1,4–1,6 l
7 bis unter 13 Jahre (900–1100 mg Kalzium), enthalten in:	750–900 g	90–110 g	2–2,5 l

Strategie 6: Wenn gar nichts hilft

Magnesium

Magnesium unterstützt den Muskelstoffwechsel und die Knochenbildung, ist also wichtiger Bestandteil in der Kinderernährung.

Empfehlungen für die tägliche Magnesium-Zufuhr

	Vollkornbrot	Sojabohnen	Kürbiskerne	Sonnenblumenkerne	Cashewnüsse
1 bis 6 Jahre (80–120 mg Magnesium) enthalten in:	1–2 Scheiben	35–55 g	20–30 g	20–30 g	30–45 g
7 bis unter 13 Jahre (170–250 mg Magnesium), enthalten in:	2–3 Scheiben	75–100 g	40–60 g	40–60 g	60–95 g

Eisen

Eisen ist als Bestandteil des Bluts wichtig für die Sauerstoffaufnahme. Außerdem erhöht Eisen die Konzentrations- und Leistungsfähigkeit.

Empfehlungen für die tägliche Eisen-Zufuhr

	Cornflakes, angereichert	Kürbiskerne
1 bis 6 Jahre (8 mg Eisen) enthalten in:	100 g	65 g
7 bis unter 13 Jahre (10–15 mg Eisen), enthalten in:	120–180 g	80–120 g

Jod

Jod ist wesentlicher Baustein für Schilddrüsenhormone. Verwenden Sie deshalb zum Kochen mit Jod angereichertes Salz.

Empfehlungen für die tägliche Jod-Zufuhr

	Kabeljau	Schellfisch	Seelachs
1 bis 6 Jahre (100–120 µg Jod) enthalten in:	58–70 g	40–50 g	50–60 g
7 bis unter 13 Jahre (140–180 µg Jod), enthalten in:	80–100 g	55–75 g	70–90 g

Strategie 6: Wenn gar nichts hilft

Öhrchennudeln mit Kichererbsen

Hier verstecken sich die Kichererbsen in den Nudeln.

Für 2 Kleine und 2 Große:

- 300 g Orecchiette (italienische Nudeln, die aussehen wie kleine Öhrchen)
- 100 g Sahne
- 50 g Speisequark
- 2 EL Tomatenmark
- 150 g Kichererbsen (vorgegart aus dem Glas)
- Salz | Pfeffer, frisch gemahlen
- 4 EL Parmesan, frisch gerieben

- Die Nudeln nach Packungsanweisung in Salzwasser gar kochen. In der Zwischenzeit in einem kleinen Topf die Sahne mit dem Quark und dem Tomatenmark verrühren. Die Kichererbsen und einen Schuss Wasser dazugeben und alles bei mittlerer Temperatur erhitzen. Mit Salz und Pfeffer abschmecken.

- Die Nudeln abgießen und mit der Kichererbsen-Sahne mischen. Auf vier Tellern anrichten und mit Parmesan bestreuen.

Das steckt drin: Vitamin K, B_2, B_{12} und Kalzium.

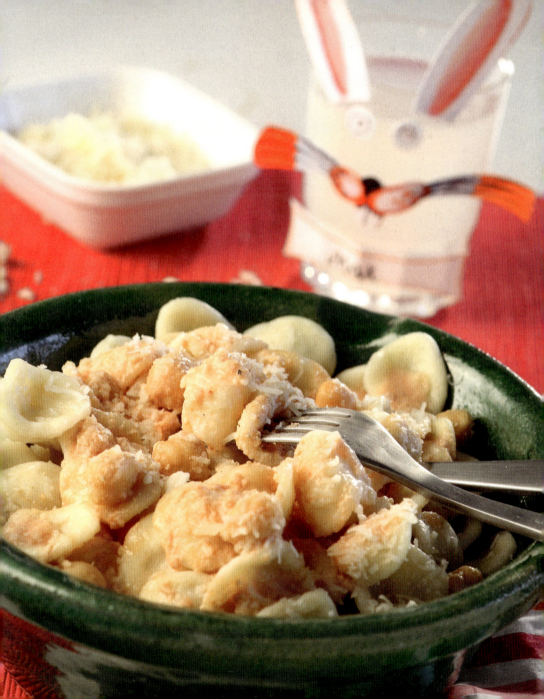

Strategie 6: Wenn gar nichts hilft

Knusper-Fischstäbchen

Die lieben alle Kinder!

Für 2 Kleine und 2 Große:

- 4 Lachsfilets (à 150 g, ersatzweise Kabeljaufilet)
- 150 g Cornflakes (ungesüßt)
- 50 g Kürbiskerne
- 4 EL Mehl
- 2 Eier, verquirlt
- 4–6 EL Rapsöl

- Die Fischfilets waschen und trocken tupfen. In etwa 3 cm breite Streifen schneiden. Die Cornflakes zwischen den Händen etwas zermahlen, die Kürbiskerne klein hacken, beides in einen flachen Teller geben. Mehl und Eier ebenfalls in je einen flachen Teller geben.

- Den Lachs erst in Mehl, dann im Ei und zuletzt in der Cornflakes-Kürbiskern-Mischung wenden. Das Öl in einer beschichteten Pfanne erhitzen und die Fischstäbchen von beiden Seiten darin goldbraun braten.

Das passt dazu: Karottenstampf (Seite 49), Konfettisalat (Seite 66) oder eine Schale Reis.

Das steckt drin: Vitamin D, E, K, B_1, B_2, B_6, B_{12}, Eisen und Jod.

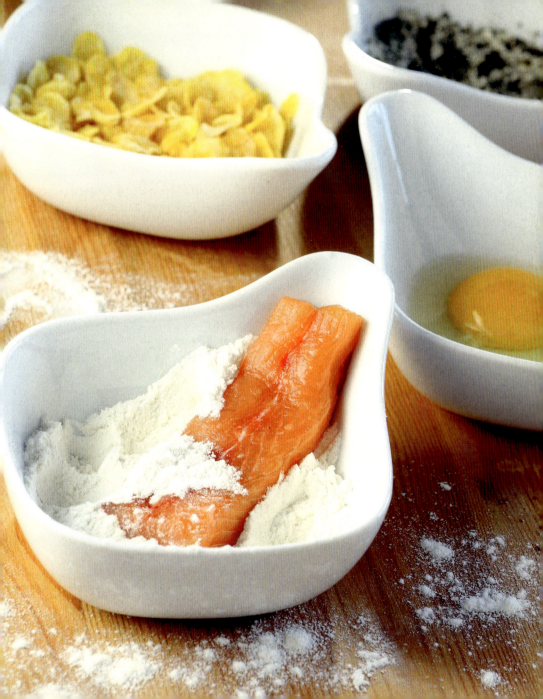

Strategie 6: Wenn gar nichts hilft

REZEPTE

Mini-Cordon-bleu mit Kartoffel-Risotto
Mit viel gutem Käse gefüllt – lecker!

Für 2 Kleine und 2 Große:

- 4 große Schweineschnitzel
- 100 g Emmentaler, in Scheiben
- 400 g Kartoffeln, vorwiegend festkochend
- 2 EL Sonnenblumenöl
- 3 EL Emmentaler, gerieben
- Salz | Pfeffer, frisch gemahlen
- 3 EL Mehl
- 1 verquirltes Ei
- 4 EL Sesamsamen
- Sonnenblumenöl zum Braten

Außerdem:
- Zahnstocher

▎ Die Schnitzel sehr flach klopfen, einmal in der Mitte durchschneiden. Emmentaler in acht Stücke schneiden und auf jedes kleine Schnitzel eine Scheibe legen. Die Schnitzel übereinanderklappen und mit einem Zahnstocher verschließen.

▎ Kartoffeln waschen, schälen und in sehr kleine Würfel schneiden. Die Kartoffelwürfel in Salzwasser etwa 10 Min. kochen, abgießen, Sonnenblumenöl darübergeben, mit Salz und Pfeffer abschmecken und den Emmentaler unterrühren. Kartoffelrisotto im geschlossenen Topf zur Seite stellen.

▎ Auf Tellern jeweils das Mehl, das Ei und die Sesamsamen verteilen. Die Cordon bleus von beiden Seiten erst in Mehl, dann in Ei und zuletzt in Sesam wenden. In einer beschichteten Pfanne in reichlich Öl goldbraun braten. Salzen, pfeffern, die Zahnstocher entfernen und mit dem Kartoffelrisotto anrichten.

Das steckt drin: Vitamin E, K, B_1 und B_{12} und Kalzium.

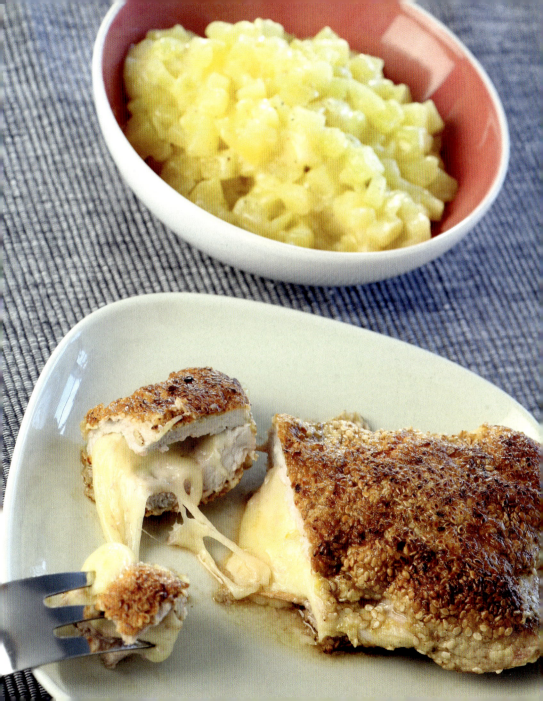

Strategie 6: Wenn gar nichts hilft

Hähnchenschenkel mit Tsatsiki

Kross gebraten und mit frischem Tsatsiki der Hit!

Für 2 Kleine und 2 Große:

12	kleine Hühnerschenkel
2 EL	Tomatenmark
1 ½ EL	Akazienhonig
2 EL	Rapsöl
	Salz | Pfeffer, frisch gemahlen
200 g	Naturjoghurt
200 g	Speisequark
1 TL	Akazienhonig
½	Salatgurke

- Backofen auf 180 Grad vorheizen. Die Hühnerschenkel waschen und trocken tupfen. Für die Marinade das Tomatenmark mit 1 EL Honig und Öl verrühren, mit Salz und Pfeffer würzen. Die Hühnerschenkel mit einem Pinsel mit der Marinade bestreichen. Die Schenkel in einer feuerfesten Form im Ofen (Mitte, Umluft) etwa 30 Min. braten.

- In der Zwischenzeit Joghurt und Quark miteinander verrühren und mit Salz, Pfeffer und ½ EL Akazienhonig abschmecken. Die Salatgurke schälen mit dem Gemüsehobel grob raspeln und unter die Joghurt-Quarkmischung rühren. Die Schenkel aus dem Ofen holen und mit dem Tsatsiki servieren.

Das steckt drin: Vitamin E, K, B_{12} und Kalzium.

Knusper-Müsliriegel
Leckere Knabberei für Klein und Groß!

- Den Backofen auf 175 Grad vorheizen. Alle Zutaten vermischen, auf einem mit Backpapier belegtes Backblech glattstreichen, festdrücken und 20 Min. im Ofen (Mitte, Umluft) backen. Herausholen, etwa 3 Min. abkühlen lassen und noch im warmen Zustand in Rechtecke schneiden.

Das steckt drin: Die Müsliriegel enthalten Vitamin E, Vitamin K, Vitamin B_1 und B_6, Magnesium, Eisen und Zink.

Für etwa 80 Stück:

300 g	Haferflocken, kernige
50 g	Sesam
50 g	Mandeln, gerieben
100 g	Sonnenblumenkerne
50 g	Kürbiskerne
1 EL	Zimt
80 g	Sonnenblumenöl
250 g	Honig

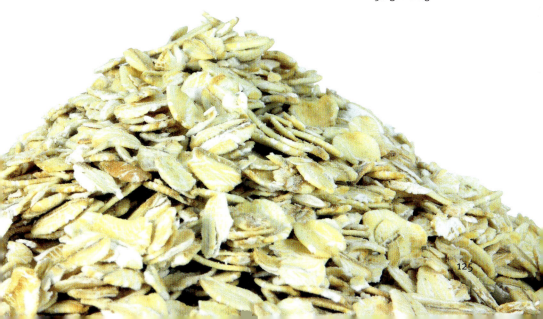

Anhang

Rezeptverzeichnis

A
Apfel
– Apfel-Flocken Umschlag
– Getrocknete Apfelkringel 55
– Kompott aus Äpfeln 89

B
Bananen
– Schoko-Bananen-Sandwich 1
– Kokos-Bananen-Milch 36
Birnen-Crumble 85

C
Mini-Cordon-bleu mit Kartoffel-Risotto 122

E
Erdbeersuppe 88
Erdbeertörtchen 86

F
Knusper-Fischstäbchen 120
Früchtequark 54

G
Gemüsebrötchen 37
Gemüse im Knusperkörbchen 82
Gemüsesticks mit Dip 64
Getrocknete Apfelkringel 55
Gute-Laune-Brei 36

H
Hähnchenschenkel mit Tsatsiki 124

K
Käse-Knusper-Brötchen 1
Kartoffeln
– Kartoffel-Bonbons 70
– Kartoffel-Kürbis-Muffins 32
– Knusperpuffer mit Honig-Dip 30
– Mini-Cordon-bleu mit Kartoffel-Risotto 122
– Röstis mit Kartoffel-Kürbis-Creme 84
Kinder-Hamburger 102
Knusper-Fischstäbchen 120
Knusper-Müsliriegel 125
Kokos-Bananen-Milch 36
Kompott aus Äpfeln 89
Konfettisalat 66
Kürbis
– Kartoffel-Kürbis-Muffins 32
– Röstis mit Kartoffel-Kürbis-Creme 84

L
Lieblingsspätzle 52

M
Mini-Cordon-bleu mit Kartoffel-Risotto 122
Mini-Schnecken 27
Möhren
– Gemüsebrötchen 37
– Knusperpuffer mit Honig-Dip 30
– Möhrenfrischkäse 48
– Möhrenstampf 49
– Nudelnester 68
– Süße Ofenmöhren 48
– Möhrenwürfel 49
Mogelsuppe 29
Müsli
– Apfel-Flocken Umschlag
– Knusper-Müsliriegel 125
– Pinkes Müsli Umschlag

Muffins
– Kartoffel-Kürbis-Muffins 32
– Nussmuffins 34

N
Nudeln
– mit Spinat-Mandel-Joghurt 50
– Lieblingsspätzle 52
– Nudelnester 68
– Öhrchennudeln mit Kichererbsen 118
Nussmuffins 34
Nussbrötchen 1

O
Obst-Schoko-Spieße 106
Öhrchennudeln mit Kichererbsen 118

P
Pfannkuchenbüfett 104
Pizza! Pizza! 100

R
Regenbogen-Smoothie 107
Röstis mit Kartoffel-Kürbis-Creme 84

S
Schoko-Bananen-Sandwich 1
Spinat
– Gemüse im Knusperkörbchen 82
– Nudeln mit Spinat-Mandel-Joghurt 50
Streifen im Glas 71

T
Leckere Tomatensauce 28

Stichwortverzeichnis

A
Abwechslung 46
Anleiten 96
Anrichten 45 f, 57, 60
Appetit 60
Aufräumen 94

B
Ballaststoffe 42
Bauernhof 77

E
Einkaufen 73
Eisen 117
Eiweiß 42
Esstraditon 79

F
Familienessen 46, 61f
Fett 42
Frühlingsgemüse 76

G
Gemüse erleben 14, 73f
Gemüseparty 14, 91f
Gewöhnen 14, 24, 39f

J
Jod 117

K
Kalzium 115
Ketchup 23
KinderKüche 39f
Kinderlebensmittel 81
Kinderlieblinge 41
Kindheit, eigene 10
Kindgerecht zubereiten 14, 57f
Kochen 91, 98f
Kohlenhydrate 42
Kräuter 76
Kuchen 25

M
Magnesium 116
Mineralstoffe 43, 117f
Mittagessen 39
Mogelei 19f
Mogelwerkzeug 24

N
Nachtisch 47
Nährstoffe 42

P
Pürierstab 25
Puffer 25

S
Saft 109
Saisonkalender 75
Schnippeln 96
Strategien 12, 13f
Suppen-Schummel 21
Sommer 76
Spiele 92f

T
Tischdeko 63
Tischmanieren 45, 62

U
Untermogeln 14, 18f

V
Vitamine 12, 20, 110f
– A 110
– B_1 112
– B_2 113
– B_6 114
– C 115
– B_{12} 114
– D 110
– E 111
– K 112
Vitamine und Mineralstoffe 15, 109f
Vorbild 17, 44

W
Weihnachten 80
Winter 79
Wohlbefinden 17

Z
Zubereiten 57, 58, 59

Impressum

Bibliografische Information der Deutschen Nationalbibliothek
Die Deutsche Nationalbibliothek verzeichnet diese Publikation in der Deutschen Nationalbibliografie; detaillierte bibliografische Daten sind im Internet über http://dnb.d-nb.de abrufbar.

Programmplanung: Uta Spieldiener

Redaktion: Anja Fleischhauer
Bildredaktion: Anja Fleischhauer, Christoph Frick

Umschlaggestaltung und Layout: CYCLUS Visuelle Kommunikation

Bildnachweise:
Image Source: vordere Umschlagseite, S. 4 (außen), S. 5 (innen und außen), S. 6 (innen), S. 7 (innen), S. 8, S. 15, S. 18, S. 38, S. 40, S. 43, S. 55, S. 56, S. 60, S. 62, S. 72, S. 90, S. 93, S. 97, S. 108
Photo Nonstop: Seite 1, S. 13, S. 16, S. 26, S. 45, S. 47
Photodisc: Seite 22 (innen), S. 70
Fridhelm Volk: Seite 4, S. 4 (Mitte und innen), S. 5 (Mitte), S. 6 (Mitte), S. 7 (Mitte und außen), S. 31, S. 33, S. 35, S. 51, S. 53, S. 65, S. 67, S. 69, S. 83, S. 87, S. 101, S. 103, S. 105, S. 119, S. 121, S. 123
Fancy: Seite 6 (außen), S. 37, S. 48, S. 74, S. 78, S. 80, S. 107
aid: Seite 75
Markus und Sandra Eckstein: Seite 11
Stock.Xchng: Seite 22 (außen), S. 23, S. 28, S. 84, S. 125
Corbis: Seite 89

© 2008 TRIAS Verlag in MVS
Medizinverlage Stuttgart GmbH & Co. KG
Oswald-Hesse-Straße 50, 70469 Stuttgart

Printed in Germany

Satz: F3media, 71093 Weil im Schönbuch
gesetzt in (Satzsystem): InDesign CS2 auf MAC OS X
Druck: Grafisches Centrum Cuno, 39240 Calbe

Gedruckt auf chlorfrei gebleichtem Papier

ISBN 978-3-8304-3443-6   1 2 3 4 5 6

Liebe Leserin, lieber Leser,

hat Ihnen dieses Buch weitergeholfen? Für Anregungen, Kritik, aber auch für Lob sind wir offen. So können wir in Zukunft noch besser auf Ihre Wünsche eingehen. Schreiben Sie uns, denn Ihre Meinung zählt!

Ihr TRIAS Verlag

E-Mail Leserservice:
heike.schmid@medizinverlage.de

Adresse:
Lektorat TRIAS Verlag,
Postfach 30 05 04,
70445 Stuttgart
Fax: 0711 - 8931 - 748

Wichtiger Hinweis: Die Ratschläge und Empfehlungen dieses Buches wurden vom Autor und Verlag nach bestem Wissen und Gewissen erarbeitet und sorgfältig geprüft. Dennoch kann eine Garantie nicht übernommen werden. Eine Haftung des Autors, des Verlages oder seiner Beauftragten für Personen-, Sach- oder Vermögensschäden ist ausgeschlossen.

Geschützte Warennamen (Warenzeichen) werden **nicht** besonders kenntlich gemacht. Aus dem Fehlen eines solchen Hinweises kann also nicht geschlossen werden, dass es sich um einen freien Warennamen handelt.

Das Werk, einschließlich aller seiner Teile, ist urheberrechtlich geschützt. Jede Verwertung außerhalb der engen Grenzen des Urheberrechtsgesetzes ist ohne Zustimmung des Verlages unzulässig und strafbar. Das gilt insbesondere für Vervielfältigungen, Übersetzungen, Mikroverfilmungen und die Einspeicherung und Verarbeitung in elektronischen Systemen.